U0746243

景岳全书系列之三

伤寒典

明·张景岳 著

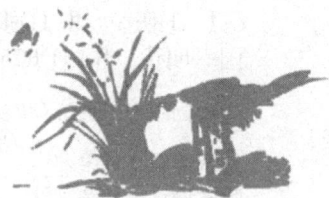

中国健康传媒集团
中国医药科技出版社

内 容 提 要

本书为《景岳全书》卷七至卷八，统论四时外感证治。张氏据《内经》"今夫热病者，皆伤寒之类也"的理论，阐述伤寒多种病证，并从八纲的角度予以辨析。其治法主张"古法通变"，吸取《伤寒论》以后诸家的学术经验，并将有关方剂加以归类分析，结合临床提出一些创造性见解。适合中医理论研究者、中医从业者及中医爱好者参考学习。

图书在版编目（CIP）数据

伤寒典／（明）张景岳著 . —北京：中国医药科技出版社，2017.9

（景岳全书系列）

ISBN 978 - 7 - 5067 - 9497 - 8

I. ①伤… II. ①张… III. ①伤寒（中医）—中医临床—中国—明代 IV. ①R254.1

中国版本图书馆 CIP 数据核字（2017）第 197592 号

美术编辑 陈君杞
版式设计 南博文化

出版 **中国健康传媒集团** | 中国医药科技出版社
地址 北京市海淀区文慧园北路甲 22 号
邮编 100082
电话 发行：010 - 62227427 邮购：010 - 62236938
网址 www.cmstp.com
规格 880 × 1230mm $\frac{1}{32}$
印张 3 $\frac{1}{4}$
字数 63 千字
版次 2017 年 9 月第 1 版
印次 2023 年 4 月第 2 次印刷
印刷 三河市百盛印装有限公司
经销 全国各地新华书店
书号 ISBN 978 - 7 - 5067 - 9497 - 8
定价 **10.00 元**

景岳全书系列
编 委 会

总 主 编 吴少祯

副总主编 王应泉　许　军　刘建青
　　　　　范志霞

编　　委（按姓氏笔画排序）
　　　　　于　雷　李禾薇　李超霞
　　　　　张芳芳　金芬芳　贾清华
　　　　　党志政　徐慧慧　郭新宇
　　　　　谢静文

出版者的话

　　《景岳全书》为明代著名医家张景岳所著，成书于 1640 年，共 64 卷。本次整理为了便于读者检阅，特将全书分为 9 个分册，原卷一至卷六合为《传忠录》，论阴阳六气；卷四至卷六合为《脉神章》，论诸家脉法精要；卷七与卷八合为《伤寒典》，论四时外感证治；卷九至卷三十七合为《杂证谟》，详论杂证；卷三十八至三十九合为《妇人规》，论女子经带孕胎产之病；卷四十至四十五合为《小儿则》，论述小儿常见病及痘疹之病的证治；卷四十六至四十七合为《外科钤》，论述外科病的治则、治法与方药；卷四十八至四十九《本草正》，载常用药 300 种，详述其性味、功效、禁忌等；卷五十至卷六十四合为《八阵方》，依次为新方八阵、古方八阵、妇人方、小儿方、痘疹方及外科方。

　　张景岳（1563～1640），字会卿，名介宾，别号通一子，明代著名医家。因其善用熟地，又被称为"张熟地"，其为古代中医温补学派的代表人物，被称为"医中杰士""仲景之后，千古一人"。著有《类经》《类经附翼》《景岳全书》《质疑录》等书。

本次整理，以岳峙楼本为底本，以四库本为校本。若底本与校本有文字互异处，则择善而从。具体原则如下。

1. 全书加用标点符号，采用简体横排。底本中繁体字、异体字径改为简化字，古字以今字律齐，方位词右、左改为上、下。

2. 凡底本、校本中明显的错字、讹字、避讳字，或笔画略有舛误，经核实无误后予以径改，不再出注。

3. 凡底本、校本不一致的情况，据文义酌情理校。

4. 书中中医专用名词规范为目前通用名称。如"龟板"改为"龟甲"，"杏人"改为"杏仁"，"栝楼"改为"瓜蒌"等。

5. 凡入药成分涉及国家禁猎和保护动物的（如犀角、虎骨等），为保持古籍原貌，原则上不改。但在临床运用时，应使用相关的代用品。

恐书中难免有疏漏之处，敬祈同仁惠予教正，是为至盼。

中国医药科技出版社

2017 年 7 月

序 一

　　人情莫不欲寿，恒讳疾而忌医，孰知延寿之方，非药石不为功；得病之由，多半服食不审，致庸医之误人，曰药之不如其勿药，是由因噎废食也。原夫天地生物，以好生为心，草木、金石、飞潜、溲渤之类，皆可已病，听其人之自取。古之圣人，又以天地之心为己心，著为《素问》《难经》，定为君臣佐使方旨，待其人善用之。用之善，出为良医，药石方旨，惟吾所使，寿夭荣谢之数，自我操之，如执左券，皆稽古之力也。庸医反是，执古方，泥古法，罔然不知病所自起，为表、为里，为虚、为实，一旦杀人，不知自反，反归咎于食忌，洗其耻于方册，此不善学者之过也。故曰：肱三折而成良医，言有所试也。不三世不服其药，言有所受之也。假试之知而不行，受之传而不习，己先病矣，己之不暇，何暇于已人之病？是无怪乎忌医者之纷纷也。

　　越人张景岳，豪杰士也。先世以军功起家，食禄千户，世袭指挥使。结发读书，不呫呫章句。初学万人敌，得鱼腹八阵不传之秘，仗策游侠，往来燕冀间，慨然有封狼胥、勒燕然之想，榆林、碣石、凤城、鸭江，足迹几遍。投笔弃襦，绝塞失其天险；谈兵说剑，壮士逊其颜色。所遇数奇，未尝浼首求合也。由是落落难偶，浩歌归里，肆力于轩岐之学，以养其亲。遇有危证，世医拱手，得其一匕，蘧然起矣。常出其平生之技，著为医学全书，凡六十有四卷。语其徒曰：医之用药，犹用兵也。治病如治寇攘，知寇所在，精兵攻之，兵不血刃矣。故所著书，仿佛八阵遗意。古方，经也；新方，权也。经权互用，天下无难事矣。书既成，限于赀，未及流传而殁，遗草属诸外孙林君日蔚。蔚载与南游，初见赏于方伯鲁公，捐赀付梓。板成北去，得其书者，视为肘后之珍，世罕见之。余生平颇好稽古，犹专意于养生家言，是书诚养生之秘笈也。惜其流传不广，出俸翻刻，公诸宇内。善读其书者，庶免庸医误人之咎，讳疾忌医者，毋因噎而废食也可。

时康熙五十年岁次辛卯孟春两广运使
瀛海贾棠题于羊城官舍之退思堂

序 二

　　我皇上御极五十年，惠政频施，仁风洋溢，民尽雍熙，物无夭札，故无借于《灵枢》《素问》之书，而后臻斯于寿域也。虽然，先文正公有言：不为良相，当为良医。乃知有圣君不可无良相，而良医之权又于良相等，医之一道，又岂可忽乎哉！自轩辕、岐伯而下，代有奇人，惟长沙张仲景为最著。厥后，或刘、或李、或朱，并能以良医名，然其得力处，不能不各循一己之见，犹儒者尊陆、尊朱，异同之论，纷纷莫一。

　　越人张景岳，盖医而良者也。天分既高，师古复细，是能融会百家，而贯通乎诸子者。名其书曰"全"，其自负亦可知矣。他不具论，观其逆数一篇，逆者得阳，顺者得阴，降以升为主，此开阴阳之秘，盖医而仙者也。世有以仙为医，而尚不得谓之良哉？而或者曰：医，生道也；兵，杀机也。医以阵名，毋乃不伦乎？不知元气盛而外邪不能攻，亦犹壁垒固而侵劫不能犯也。况兵之虚实成败，其机在于俄顷；而医之寒热攻补，其差不容于毫发。孰谓医与兵之不相通哉？若将不得人，是以兵与敌也；医不得人，

1

是以人试药也，此又景岳以"阵"名篇之微意也。

　　是书为谦庵鲁方伯任粤时所刻，纸贵五都，求者不易。转运使贾君，明于顺逆之道，精于升降之理，济世情殷，重登梨枣。余于庚寅孟冬，奉天子命，带星就道，未获观其告竣。阅两月，贾君以札见示，《景岳全书》重刻已成，命余作序。余虽不敏，然以先文正公良医良相之意广之，安知昔日之张君足为良医，而异日之贾君不为良相，以佐我皇上万寿无疆之历服耶？故为数语以弁卷首。

闽浙制使沈阳范时崇撰

序 三

　　天地之道，不过曰阴与阳，二气之相宣，而万物于以发育。人固一物耳，皆秉是气以生，赋以成形，不能无所疵疠，而况物情之相感，物欲之相攻，此疾疢之所由兴，往往至于夭札而莫之拯。有古圣人者起，为斯民忧，调健顺之所宜，酌刚柔之所济，分疏暑寒燥湿之治理，而著之为经，至今读《灵枢》《素问》诸篇，未尝不叹圣人之卫民生者远也。及览《汉史·方技传》，若仓公、扁鹊之流，多传其治疾之神奇而其方不著。洎仲景、立斋、丹溪、东垣辈出，多探其精微，勒为成书，以嬗后世及诸家踵接，各祖所传，同途异趋，且致抵牾，即有高识之士，览之茫无津涯，欲求其会归，卒未易得也。越人张景岳者，少负经世才，晚专于医，能决诸家之旨要，乃著集六十有四卷，以集斯道之大成。其甥林汝晖携之至岭外，为鲁谦庵方伯所赏识，始为之梓行，凡言医之家，莫不奉为法守。后其板浸失，贾青南都运复刊之，寻挟以北归，其行未广。余族子礼南客粤，以其才鸣于时，而尚义强仁，有古烈士之概。慨是书之不广暨也，毅然倡其同志诸君，醵金以授梓人，

1

锓板摹发。会余奉命典试，事竟，礼南从余游，出其书视余，请为弁首。余读其集分八阵，阵列诸科，科次以方，方征诸治，其义简，其法该，其功用正而神，是为百氏之正轨，而其究盈虚之理数，析顺逆之经权，则又与大《易》相参，而阴阳之道备是矣。学者苟得其体用，随宜而措施，则足以利济群黎，可无夭札之患。且今圣天子方臻仁寿，保合太和，至泽之涵濡，使天下咸登寿域。更得是书而广其术，行之四方，其于天地生物之心，圣人仁民之化，赞襄补益，厥用良多，而礼南诸君乐善之功，亦将与是集共传不朽。

癸巳科广东典试正主考翰林院编修查嗣瑮撰

全书纪略

　　先外祖张景岳公，名介宾，字会卿。先世居四川绵竹县，明初以军功世授绍兴卫指挥，卜室郡城会稽之东。生颖异，读书不屑章句，韬钤轩岐之学，尤所淹贯。壮岁游燕冀间，从戎幕府，出榆关，履碣石，经凤城，渡鸭绿，居数年无所就，亲益老，家益贫，翻然而归。功名壮志，消磨殆尽，尽弃所学而肆力于轩岐，探隐研神，医日进，名日彰，时人比之仲景、东垣云。苦志编辑《内经》，穷年缕析，汇成《类经》若干卷问世，世奉为金匮玉函者久矣。《全书》者，博采前人之精义，考验心得之玄微，以自成一家之书。首传忠录，统论阴阳六气、先贤可否，凡三卷；次脉神章，择诸家珍要精髓，以测病情，凡三卷；著伤寒为典，杂证为谟，妇人为规，小儿为则，痘疹为诠，外科为钤，凡四十一卷；采药味三百种，人参、附子、熟地、大黄为药中四维，更推参、地为良相，黄、附为良将，凡二卷；创药方，分八阵，曰补，曰和，曰寒，曰热，曰固，曰因，曰攻，曰散，名新方八阵，凡二卷；集古方，分八阵，名古方八阵，凡八卷；别辑妇人、小儿、痘疹、外科方，总皆出入古方八阵以神其用，凡四卷，共六十四卷，名《景

1

岳全书》。是书也，继往开来，功岂小补哉！以兵法部署方略者，古人用药如用兵也。或云：公生平善韬钤，不得遂其幼学壮行之志，而寓意于医，以发泄其五花八门之奇。余曰：此盖有天焉，特老其才，救世而接医统之精传，造物之意，夫岂其微欤？是编成于晚年，力不能梓，授先君，先君复授日蔚。余何人斯，而能继先人之遗志哉？岁庚辰，携走粤东，告方伯鲁公。公曰：此济世慈航也！天下之宝，当与天下共之。捐俸付剞劂，阅数月工竣。不肖得慰藉先人，以慰先外祖于九原，先外祖可不朽矣。

外孙林日蔚跋

目 录

经　义 一

水热穴论帝曰：人伤于寒而传为热，何也？岐伯曰：夫寒盛则生热也。

《内经》伤寒诸义并诸治法之未备者，俱补载瘟疫门，所当参阅。

伤寒总名 二

黄帝曰：今夫热病者，皆伤寒之类也。又曰：凡病伤寒而成温者，先夏至日为病温，后夏至日为病暑。此皆《内经》之明言也。故凡病温病热而因于外感者，皆本于寒，即今医家皆谓之为伤寒，理宜然也。近或有以温病热病谓非真伤寒者，在未达其义耳。

初诊伤寒法 三

凡初诊伤寒者，以其寒从外入，伤于表也，寒邪自外而入，必由浅渐深，故先自皮毛，次入经络，又次入筋骨，而后及于脏腑，则病日甚矣。故凡病伤寒者，初必发热，憎寒无汗，以邪闭皮毛，病在卫也，渐至筋脉拘急，头背骨节疼痛，以邪入经络，病在营也。夫人之卫行脉外，营行脉中，今以寒邪居之，则血气混淆，经络壅滞，故外证若此，此即所谓伤寒证也，自此而渐至呕吐、不食、胀满等证，则由外入内，由经入腑，皆可因证而察其表里矣。若或肌表无热，亦不憎寒，身无疼痛，脉不紧数者，此其邪不在表，病必属里。凡察伤寒，此其法也。

论　脉 四

伤寒之邪，实无定体，或入阳经气分，则太阳为首，或入阴经精分，则少阴为先。其脉以浮紧而有力无力，可知表之虚实；沉紧而有力无力，可知里之虚实；中而有力无力，可知阴阳之凶吉。诊之之法，当问证以知其外，察脉以知其内，先病为本，后病为标。能参合脉症，而知缓急先后者乃为上工。

诊法曰：浮脉为在表。故凡脉见浮紧而数者，即表邪也。再加以头项痛，腰脊强等证，此即太阳经病，当求本经轻重而解散之。

脉见洪长有力，而外兼阳明证者，即阳明在经之邪也，宜求本经之寒热以散之。

脉见弦数，而兼少阳之证者，即少阳经半表半里之病，宜和解而散之。

沉脉为在里，病属三阴，详俱后六经证辨中。但沉数有力，是即热邪传里也，若表证深入，而内见大满大实，阳邪热结等证，治当从下也。

沉紧无力，而外无大热，内无烦渴等病，此阴证也，若或
畏寒厥冷，及呕吐、腹痛、泻痢者，此即阴寒直中，治宜温
中也。

脉大者为病进，大因邪气胜，病日甚；脉渐缓者为邪
退，缓则胃气至，病将愈也；此以大为病进，固其然也，然亦
有宜大不宜大者，又当详辨。如脉体本大，而再加洪数，此则
病进之脉，不可当也。如脉体本小，因服药后而渐见滑大
有力者，此自阴转阳，必将汗解，乃为吉兆。盖脉至不鼓
者，由气虚而然，无阳岂能作汗也。后论汗条中有按，当
并阅之。

仲景《伤寒论》曰：脉有阴阳者，何谓也？曰：凡脉
浮大数动滑，皆阳也；沉涩弱弦微，皆阴也。诸脉浮数，
而发热恶寒，身痛不欲饮食者，伤寒也。若洒淅恶寒，饮
食如常，而痛偏一处者，必血气壅遏不通成痈脓也。寸口
脉浮为在表，沉为在里，数为在腑，迟为在脏。寸关尺三
部，浮沉、大小、迟数同等，虽有寒热不解者，此脉阴阳
为和平，虽剧必愈。其脉浮而汗出如流珠者，阳气衰也。
脉瞥瞥如羹上珠者，阳气微也。脉萦萦如蜘蛛丝者，阳气
衰也。脉绵绵如泻漆之绝者，亡其血也。其脉沉者，荣气
微也。若脉浮大者，气实血虚也。脉微缓者，为欲愈也。
阳脉浮，阴脉弱者，为血虚，血虚则筋急也。脉微弱而恶
寒者此阴阳俱虚，不可更发汗、更吐、更下也。阴证无脉，
温之而脉微续者生，暴出者死。阴病见阳脉者生，阳病见
阴脉者死。

论曰：寸脉微，名曰阳不足，阴气上入于阳中，则洒

淅恶寒也；尺脉微，名曰阴不足，阳气下陷入阴中，则发热也。寸口脉微而涩，微者卫气不行，涩者荣气不足。卫气衰，面色黄，荣气不足，面色青。荣为根，卫为叶，荣卫俱微，则根叶枯槁，而寒栗、咳逆、唾腥、吐涎沫也。

论曰：紧脉从何而来？曰：假令亡汗若吐以肺里寒，故令脉紧也。假令咳者，坐饮冷水，故令脉紧也；假令下利，以胃中虚冷，故令脉紧也；按：此言紧者，即弦搏不软之谓，盖单言其紧，而无滑数之意，乃阳明胃气受伤之脉，故主为阴寒之证。若紧而兼数，则必以外邪所致。愚按：浮为在表，沉为在里，此古今相传之法也。然沉脉亦有表证，此阴实阳虚，寒胜者然也；浮脉亦有里证，此阳实阴虚，水亏者然也。故凡欲察表邪者，不宜单据浮沉，只当以紧数与否为辨，方为的确。盖寒邪在表，脉皆紧数，紧数甚者邪亦甚，紧数微者邪亦微。紧数浮洪有力者，邪在阳分，即阳证也；紧数浮沉无力者，邪在阴分，即阴证也。以紧数之脉而兼见表证者，其为外感无疑，即当治从解散。然内伤之脉，亦有紧数者，但内伤之紧，其来有渐，外感之紧，发于陡然，以此辨之，最为切当。其有似紧非紧，但较之平昔，稍见滑疾而不甚者，亦有外感之证，此其邪之轻者，或以初感而未甚者，亦多见此脉，是又不可不兼证而察之也。若其和缓而全无紧疾之意，则脉虽浮大，自非外邪之证。

按：陶节庵曰：夫脉浮当汗，脉沉当下，固其宜也。然其脉虽浮，亦有可下者，谓邪热入腑，大便难也，设使大便不难，岂敢下乎？其脉虽沉，亦有可汗者，谓少阴病，身有热也，设使身不发热，岂敢汗乎？若此之说，可见沉有表，而浮亦有里也。

风寒辨 五

凡病伤寒者，本由寒气所伤，而风即寒之帅也。第以风寒分气令，则风主春而东，寒主冬而北；以风寒分微甚；则风属阳而浅，寒属阴而深。然风送寒来，寒随风入，透骨侵肌，本为同气，故凡寒之浅者，即为伤风；风之深者，即为伤寒，而不浅不深半正半邪之间者，即为疟疾；其有留于经络，而肢体疼痛者，则为风痹。然则伤风也，伤寒也，疟疾、风痹也，皆风寒之所为也。观《灵枢》九宫八风篇及岁露论所载，俱甚言虚邪贼风之为害，口问篇言风成为寒热，此皆指风为寒邪也。即如冬伤于寒者，宜乎其为伤寒也，若春夏秋三时之感冒，则孰非因寒，亦孰非因风而入之。故仲景曰：凡伤寒之病，多从风寒得之，始因表中风寒，入里则不消矣，未有温覆而当不消散者，岂非风寒本为同气乎？《内经》曰：谨候虚风而避之。故圣人日避虚邪之道，如避矢石然，邪弗能害，此之谓也，此杜渐防微之道也。

伤寒三证 六

夫伤寒为病，盖由冬令严寒，以水冰地裂之时，最多杀厉之气，人触犯之而即时病者，是为正伤寒此即阴寒直中之证也。然惟流离穷困之世多有之，若时当治平，民安饱暖，则直中之病少见，此伤寒之一也；其有冬时感寒，不即病者，寒毒藏于营卫之间，至春夏时，又遇风寒，则邪气应时而动，故在春则为温病，在夏则为暑病，是以辛苦之人，春夏多温热病者，皆由冬时触寒所伤，故随气传变，本非即病正伤寒之属，所当因其寒热而随证调治之，此伤寒之二也；又有时行之气者，如春时应暖而反寒，夏时应热而反凉，秋时应凉而反热，冬时应寒而反温，此非其时而有其气，是以一岁之中，长幼之病多相似者，是即时行之病，感冒虚风不正之气，随感随发，凡禀弱而不慎起居多劳倦者多犯之，此伤寒之三也。凡此三者，皆伤寒之属，第其病有不同，治有深浅，苟不能辨，则必致误人。

六经证 七

太阳经病，头项痛，腰脊强，发热恶寒，身体痛，无汗，脉浮紧。以太阳经脉由脊背连风府，故为此证，此三阳之表也。

阳明经病，为身热，目疼，鼻干，不眠，脉洪而长。以阳明主肌肉，其脉挟鼻络于目，故为此证，此三阳之里也。

少阳经病，为胸胁痛，耳聋，寒热，呕而口苦，咽干目眩，脉弦而数。以少阳之脉循胁肋，络于耳，故为此证。

此二阳三阴之间也，由此渐入三阴，故为半表半里之经。

太阴经病，为腹满而吐，食不下，嗌干，手足自温，或自利腹痛不渴，脉沉而细。以太阴之脉布胃中，络于嗌，故为此证。

少阴经病，为舌干口燥，或自利而渴，或欲吐不吐，或引衣踡卧，心烦，但欲寐，其脉沉。以少阴之脉贯肾络于肺，系舌本，故为此证。

厥阴经病，为烦满囊缩，或气上撞心，心中疼热，消渴，饥而不欲食，食即吐蛔，下之利不止，脉沉而弦。以厥阴之脉循阴器而络于肝，故为此证。

成无己曰：热邪自太阳传太阴，则腹满而嗌干，未成渴也；传至少阴，则口燥舌干而渴，未成消也；传至厥阴而成消渴者，热甚能消水故也。凡饮水多而小便少者，谓之消渴，肝居下部，而邪居之，则木火相犯，所以邪上撞心。木邪乘土，则脾气受伤，所以饥不欲食，食即吐蛔。脾土既伤，而复下之，则脾气愈虚，所以痢不止。

正阳明腑病者，由表而传里，由经而入腑也。邪气既深，故为潮热自汗，谵语发渴，不恶寒，反恶热，揭去衣被，扬手掷足，或发斑黄狂乱，五六日不大便，脉滑而实。此实热已传于内，乃可下之。若其脉弱无神，或内无痞满实坚等证，又不可妄行攻下。

仲景曰：尺寸俱浮者，太阳受病也，当一二日发，尺寸俱长者，阳明受病也，当二三日发，尺寸俱弦者，少阳受病也。当三四日发。此三阳皆受病，未入于腑者，可汗而已。尺寸俱沉细者，太阴受病也，当四五日发。尺寸俱沉者，少阴受病也，当五六日发，尺寸俱微缓者，厥阴受病也，当六七日发。此三阴俱受病，已入于腑者，可下而已。

成无己注曰：三阳受邪为病在表，法当汗解，然三阳亦有便入腑者，入腑则宜下，故云未入于腑者可汗而已；三阴受邪，为病在里，于法当下，然三阴亦有在经者，在经则宜汗，故云已入于腑者可下而已。

太阳证似少阴者，以其发热恶寒，而脉反沉也；少阴证似太阳者，以其恶寒脉沉，而反发热也。仲景曰：太阳病，发热头痛，脉反沉，身体疼痛，若不瘥者，当救其里，宜四逆汤；少阴病，始得之，反发热，脉沉者，宜麻黄附子细辛汤。

按：此二证谓病在太阳，其脉当浮，而反沉者，因正气衰弱，里虚而然，故当用四逆汤，此里虚不得不救也；病在少阴，证当无热，而反热者，因寒邪在表，犹未传里，故当用麻黄附子细辛汤，此表邪不得不散也。此二证者，均属脉沉发热，但其有头疼，故为太阳病，无头疼，故为少阴病。第在少阴而反发热者，以表邪浮浅，可以汗解，其反犹轻；在太阳而反脉沉者，以正气衰微，难施汗下，其反为重。由此观之，可见阳经有当温里者，故以生附配干姜，补中自有散意；阴经有当发表者，故以熟附配麻黄，发中亦有补焉。此仲景求本之治，其他从可知矣。

传经辨 八 附 合病并病义

伤寒传变，不可以日数为拘，亦不可以次序为拘。如《内经》言一日太阳，二日阳明，三日少阳之类，盖言传经之大概，非谓凡患伤寒者，必皆如此也。盖寒邪中人，本无定体，观陶节庵曰：风寒之初中人也无常，或入于阴，或入于阳，非但始太阳、终厥阴也。或自太阳始，日传一经，六日至厥阴，邪气衰不传而愈者，亦有不罢再传者，或有间经而传者，或有传至二三经而止者，或有终始只在一经者或有越经而传者，或有自少阳、阳明而入者，或有初入太阳，不作郁热，便入少阴而成真阴证者。所以凡治伤寒，不可拘泥，但见太阳证便治太阳，但见少阴证便治少阴，但见少阳阳明证便治少阳阳明，此活法也。

又有合病、并病之证。曰合病者，两经或三经齐病，不传者为合病。并病者，一经先病未尽，又过一经者，为并病。所以有太阳阳明合病，有太阳少阳合病，有阳明少阳合病，有三阳合病。三阳若与三阴合病，即是两感，所以三阴无合并例也。即仲景亦曰：日数虽多，但见表证而脉浮紧者，犹宜汗之；日数虽少，但见里证而脉沉实者，犹宜下之。诚为不易之论。故不可执定日数，谓一二日宜发表，三四日宜和解，五六日即宜下，若或不知通变，因致误人者多矣。故必真知其表邪未解，则当汗之；真知其胃邪已实，方可下之；真知其阴寒邪胜，自宜温之；真知其邪实正虚，客主不敌，必须补之。但能因机察变，原始要终而纤悉无遗者，方是活人高手。

仲景曰：伤寒一日，太阳受之，脉若静者为不传；颇欲吐，若躁烦，脉数急者，为传也。伤寒六七日，无大热，其人躁烦者，此为阳去入阴故也。伤寒二三日，阳明、少阳证不见者，为不传也。伤寒三日，三阳为尽，三阴当受邪，其人反能食而不呕，此为三阴不受邪也。

阳证阴证辨 九

凡治伤寒，须先辨阳证阴证。若病自三阳不能解散而传入三阴，则寒郁为热，因成阳证。盖其初病必发热头痛，脉浮紧，无汗，以渐而深，乃入阴经。此邪自阳分传来，愈深则愈热，虽在阴经，亦阳证也，其脉必沉实有力，其证必烦热炽盛，此当攻里，或清或下，随宜而用。若内不有热，安得谓之阳证乎？若初起本无发热头痛等证，原不由阳经所传，而径入阴分者，其证或厥冷，或呕吐，或腹痛泻利，或畏寒不渴，或脉来沉弱无力，此皆元阳元气之不足，乃为真正阴证。经曰：发热恶寒发于阳，无热恶寒发于阴。此以传经不传经而论阴阳也。阴阳之治，又当辨其虚实如下：

治伤寒，凡阳证宜凉宜泻，阴证宜补宜温，此大法也。第以经脏言阴阳，则阴中本有阳证，此传经之热邪也；以脉证言阴阳，则阳中最多阴证，此似阳之虚邪也。惟阴中之阳者易辨，而阳中之阴者为难知耳。如发热狂躁，口渴心烦，喜冷，饮水无度，大便硬，小便赤，喉痛口疮，声粗气急，脉来滑实有力者，此真阳证也。其有身虽热，而脉来微弱无力者，此虽外证似阳，实非阳证。观陶节庵曰：凡发热面赤烦躁，揭去衣被，唇口赤裂，言语善恶不避亲疏，虚狂假斑，脉大者，人皆不识，认作阳证，殊不知阴证不分热与不热，须凭脉下药，至为切当。不问脉之浮沉大小，但指下无力，重按全无，便是阴脉，不可与凉药，服之必死，急与五积散通解表里之寒，甚者必须加姜附以温之。又曰：病自阳分传入三阴者，俱是脉沉，妙在指下有力无力中分，有力者为阳为实为热，无力者为阴为虚为寒，此节庵出人之见也。然以余观之，大都似阳非阳之证，不必谓其外热、烦躁、微渴、戴阳之类，即皆为阴证也，但见其元阳不足，而气虚于中，虽有外热，即假热耳，设用清凉消耗，则中气愈败，中气既败，则邪气愈强，其能生乎？故凡遇此等证候，必当先其所急。人知所急在病，而不知所急在命，元气忽去，疾如绝弦，呼吸变生，挽无及矣。治例另列后卷。

　　伤寒纲领，惟阴阳为最，此而有误，必致杀人。然有纯阳证，有纯阴证，是当定见分治也。又有阴阳相半证，如寒之即阴胜，热之即阳胜，或今日见阴，而明日见阳者有之，今日见阳，而明日变阴者亦有之，其在常人最多此证，盘珠胶柱，惟明哲者之能辨也。然以阴变阳者多吉，以阳变阴者多凶，是又不可不察。

　　凡病人开目喜明，欲见人，多谈者属阳；闭目喜暗，不欲见人，懒言者属阴。

论曰：夫阳盛阴虚，汗之则死，下之则愈；阳虚阴盛，汗之则愈，下之则死。又曰：桂枝下咽，阳盛则毙；承气入胃，阴盛以亡。按：此阴阳二字，乃以寒热为言也。阳盛阴虚，言内热有余，而外寒不甚也。夫邪必入腑，然后作热，热实于内，即阳盛也，故再用温热以汗之则死矣。阳虚阴盛，言寒邪有余，而蓄热未深也。夫邪中于表，必因风寒，寒束于外，即阴盛也，故妄用沉寒以下之则死矣。所以阳盛者用桂枝则毙，阴盛者用承气则亡。

三阳阳明证 +

仲景曰：病有太阳阳明，有正阳阳明，有少阳阳明，何谓也？答曰：太阳阳明者，脾约是也；正阳阳明者，胃家实也；少阳阳明者，发汗、利小便，胃中燥烦实，大便难是也。问曰：何缘得阳明病？答曰：太阳病发汗，若下，若利小便，此亡津液，胃中干燥，因转属阳明，内实，大便难，此名阳明也。问曰：阳明病外证云何？答曰：身热汗自出，不恶寒反恶热也。

按：此三阳阳明之证，皆自经传腑，胃家之实证也。曰太阳阳明者，邪自太阳传入于胃，其名脾约，以其小便数，大便硬也；正阳阳明者，邪自阳明本经传入于腑而邪实于胃也；少阳阳明者，邪自少阳传入于胃也。胃为腑者，犹府库之府，府之为言聚也。以胃本属土，为万物所归，邪入于胃，

则无所复传，郁而为热，此由耗亡津液，胃中干燥，或三阳热
邪不解，自经而腑，热结所成，故邪入阳明胃腑者，谓之实邪。
土气为邪，旺于未申，所以日晡潮热者，属阳明也。论曰：潮
热者实也，是为可下之证。又曰：潮热者，此外欲解也，可攻
其里焉。又曰：其热不潮，不可与承气。此潮热属胃可知也。
然潮热虽为可攻，若脉浮而紧，或小便难，大便溏，身热无汗，
此热邪未全入腑，犹属表证，仍当和解。若邪热在表而妄攻之，
则祸不旋踵矣。

成无己曰：胃为水谷之海，主养四旁，故四旁有病皆能传
入于胃，入胃则更不复传，如太阳病传之入胃则不更传阳明；
阳明病传之入胃，则不更传少阳；少阳病传之入胃，则不更传
三阴也。

两　感 十一

病两感于寒者，一日则太阳与少阴表里俱病，凡头痛发热
恶寒者邪在表，口干而渴者邪在里；二日则阳明与太阴表里俱
病，身热目痛、鼻干不眠者邪在表，腹满不欲食者邪在里，三
日则少阳与厥阴表里俱病，耳聋胁痛寒热而呕者邪在表，烦满
囊缩而厥、水浆不入者邪在里。凡两感者，或三日，或六日，
营卫不行，脏腑不通，昏不知人，胃气乃尽，故当死也。若此
两感，虽为危证，然不忍坐视，其于拯溺救焚之计所不可免，
但当细察其证，亦自有缓急可辨。若三阳之头痛身热。耳聋胁

痛，恶寒而呕，此在表者，不得不解于外；其三阴之腹满，口渴，囊缩谵语，此在里者，不得不和其中。若其邪自外入，而外甚于里者，必当以外为主治，而兼调其内。若其邪因虚袭，而元气不支者，速宜单顾根本，不可攻邪，但使元阳不败，则强敌亦将自解，其庶几乎有可望也。此证变态非常，故不可凿言方治。

按：门人钱祯曰：两感者，本表里之同病，似若皆以外感为言也，而实有未必尽然者，正以外内俱伤，便是两感。今见有少阴先溃于内，而太阳继之于外者，即纵情肆欲之两感也；太阴受伤于里，而阳明重感于表者，即劳倦竭力，饮食不调之两感也；厥阴气逆于脏，少阳复病于腑者，即七情不慎，疲筋败血之两感也。人知两感为伤寒，而不知伤寒之两感，内外俱困，病斯剧矣。但伤有重轻，医有知不知，则死生系之。或谓两感证之不多见者，盖亦见之不广，而义有未达耳。其于治法，亦在乎知其由而救其本也。此言最切此病，诚发人之未发，深足指迷，不可不录。

表里辨 十二

阳邪在表则表热，阴邪在表则表寒；阳邪在里则里热，阴邪在里则里寒；邪在半表半里之间而无定处，则往来寒热。邪在表则心腹不满，邪在里则心腹胀痛；邪在表则呻吟不安，邪在里则躁烦闷乱；邪在表则能食，邪在里则不能食，不欲食者邪在于表里之间，未至于不能食也。邪在表则不烦不呕，邪在里则烦满而呕。凡初见心烦喜呕，及胸膈渐生痞闷者，邪在表方传里也，不可攻下。凡病本在表，外证悉具，而脉反沉微者，以元阳不足，不能外达也，但当救里，以助阳散寒为上策。前卷《传忠录》中有辨，当互阅之。

寒热辨 十三

邪气在表发热者，表热里不热也，宜温散之；邪气在里发热者，里热甚而达于外也，宜清之。阳不足，则阴气上入阳中而为恶寒，阴胜则寒也，宜温之；阴不足，则阳气陷入阴中而为发热，阳胜则热也，宜清之。

寒热往来者，阴阳相争，阴胜则寒，阳胜则热也。盖热为阳，寒为阴，表为阳，里为阴，邪之客于表者为寒，邪与阳相争则为寒栗；邪之传于里者为热，邪与阴相争则为热躁。其邪在半表半里之间者，外与阳争则为寒，内与阴争则为热，或表或里，或出或入，是以寒热往来，此半表半里之证也。故凡寒胜者必多寒，热胜者必多热，但审其寒热之势，则可知邪气之浅深也。

经曰：阳微则恶寒，阴弱则发热。

仲景曰：发热恶寒者，发于阳也；无热恶寒者，发于阴也。

论 汗 十四

仲景论曰：寸口脉浮而紧，浮则为风，紧则为寒，风则伤卫，寒则伤荣，荣卫俱病，骨节烦疼，当发其汗也。

曰：三阳皆受病，未入于腑者，可汗而已。详见前《六经证》中。

曰：太阳病，脉浮紧，无汗发热，身疼痛，八九日不解，表证仍在者，此当发其汗。按：此一证，虽以太阳经为言，然阳明、少阳日久不解者，亦仍当汗散，但太阳为三阳之表而主通身之外证，故特举太阳为言也。

曰：太阳病，头痛发热，身疼腰痛，骨节疼痛，恶风无汗而喘者，麻黄汤主之。

曰：脉浮而数者，可发汗，宜麻黄汤主之。

曰：太阳与阳明合病，喘而胸满者，邪在表也，不可下，宜麻黄汤主之。

曰：阳明病，脉浮无汗而喘者，发汗则愈，宜麻黄汤主之。

曰：太阳病，项背强几几，无汗恶风者，宜葛根汤主之。

曰：太阳与阳明合病者，必自下利，葛根汤主之。

曰：太阳中风，脉浮紧，发热恶寒，身疼痛，不汗出而烦躁者，大青龙汤主之。

曰：太阳病，发热汗出，恶风脉缓者，名为中风。太阳病，头痛发热，汗出恶风者，桂枝汤主之。

曰：太阳病，外证未解，脉浮弱者，当以汗解，宜桂枝汤。

曰：阳明病，脉迟，汗出多，微恶寒者，表未解也，可发汗，宜桂枝汤。

曰：病如疟状，日晡所发热者，属阳明也。脉浮虚者，当发汗，宜桂枝汤。

曰：太阴病，脉浮者，可发汗，宜桂枝汤。

曰：厥阴证，有下利，腹胀满，身体疼痛者，先温其里，乃攻其表，温里四逆汤，攻表桂枝汤。

曰：下利后，身疼痛，清便自调者，急当救表，宜桂技汤发汗。按：此以身疼痛者为表证，故当散之。

曰：伤寒发汗解，半日许复烦，脉浮数者，可更发汗，宜桂枝汤主之。

曰：少阴病，始得之，反发热，脉沉者，麻黄附子细辛汤主之。按：此证脉虽沉而身反热者，正乃阴经之表证也，故宜用此温散。

曰：太阳病不解，转入少阳，胁下硬满，干呕不能食，往来寒热，脉沉紧者，与小柴胡汤。

曰：呕而发热者，小柴胡汤主之。

曰：阳明病，发潮热，大便溏，小便自可，胸胁满者，小柴胡汤主之。

曰：阴证不得有汗，今头汗出，故知非少阴也，可与小柴胡汤。

曰：二阳并病，太阳初得病时，发其汗，汗出不彻，因转属阳明，续自微汗出，不恶寒，若太阳病证不罢者，不可下，下之为逆，如此者可小发汗。

按：仲景表汗之条，缕析尚多，今但述其切要者，凡二十四证，以见其宜否之法，而大意可得也。第其所用汗剂，不曰麻黄，则曰桂枝，此寒邪初感，温散之妙法也。今后人以麻黄、桂枝为异物而不敢用，而复有强为之释者，谓此在仲景乃为隆冬直中阴寒者设耳，而不知四时阴胜之邪，皆最宜者也。呜呼，仲景之下，再无仲景，可见医中之品矣。

各经表证，凡有汗出不彻者，皆未足言汗，盖邪未尽去，其人必身热不退，而仍觉躁烦，或四体酸疼，坐卧有不安者，以汗出不彻故也。何从知之？但诊其脉紧不退，及热时干燥无汗者，即其证也，仍宜汗之。如果汗透而热仍不退，或汗后身热愈甚者，是即所谓阴阳交、魂魄离，大凶之兆也。

凡汗之不彻者，其故有三：如邪在经络筋骨，而汗出皮毛者，此邪深汗浅，卫解而营不解，一不彻也；或以十分之邪，而去五分之汗，此邪重汗轻，二不彻也；或寒邪方去，犹未清楚，遽起露风，而因虚复感，此新旧相踵，三不彻也。凡遇此者，当辨其详，而因微甚以再汗之。

凡既愈复热者，其故有四：或以邪气方散，胃气未清，因而过食者，是为食复，此其一也；或以表邪方解，原不甚虚，有过慎者，辄加温补，是误补而复，此其二也。若此二者，所谓食入于阴，长气于阳，以致卫气复闭，阳邪复聚而然，表邪既复，仍宜汗也。又或有以新病方瘳，不能调摄，或劳伤脾阴，因而复热者，是名劳复，此其三也；或不慎房室，因而再感者，是名女劳复，此其四也。若此二者，所谓阴虚者阳必凑之而然，此则或从补，或从汗，当因变制宜，权其缓急，而治分虚实也。

论曰：伤寒瘥后，更发热者，小柴胡汤主之。脉浮者，宜汗解之；脉沉实者，宜下解之。

取汗之法，当取于自然，不宜急暴，但服以汤剂，盖令温暖，使得津津微汗，稍令久之，则手足俱周，遍身通达，邪无不散矣。若一时逼之，致使如淋如洗，则急遽间卫气已达，而营气未周，反有不到之处，且恐大伤元气，非善法也。余尝见有子病者，其父母爱惜之甚，欲其速愈，且当温暖之令，覆以重被，犹恐不足，而以身压其上，子因热极呼叫，其父母曰：犹未也，须再出些方好。及许久放起，竟致亡阳而毙之。是但知汗出何妨，而不知汗之杀人，此强发之鉴也。又有邪本不甚，或挟虚、年衰感邪等证，医不能察，但知表证宜解，而发散太过；或误散无效，而屡散不已，因而即被其害者有之；或邪气虽去，遂致胃气大伤，不能饮食，而羸惫不振者有之，此过汗之戒也。凡发汗太过，一时将至亡阳，或身寒而栗，或气脱昏沉等候，速宜煎独参汤一两许饮之，或甚者以四味回阳饮速为挽回，庶可保全，否则恐致不救。

脉有忌汗者，如《伤寒论》曰：太阳病，发热恶寒，热多寒少，脉微弱者，此无阳也，不可发汗。弦为阳运，微为阴寒，上实下虚，意欲得温。微弦为虚，不可发汗，发汗则寒栗，不能自还。伤寒四五日，脉沉而喘满，沉为在里，不可汗。汗亡津液，必大便难而谵语，少阴病，脉微，不可发汗，以亡阳故也。伤寒，脉微而恶寒者，此阴阳俱虚，不可更发汗，更吐下也。尺脉弱而无力者，切不可汗下。尺中迟者，不可发汗，以荣气不足，血少故也。

景岳曰：按以上忌汗诸脉，可见仲景大意。故凡治伤寒，但见脉息微弱及沉细无力者，皆不可任意发汗，然欲去外邪，非汗不可，而仲景云脉微弱者不可发汗，夫脉弱非阳，既不可用寒凉，而寒邪在表，又不可用攻下，然则舍汗之外，又将何法以治此表邪乎？不知温中即可以散寒，而强主即可以逐寇，此仲景之意，岂不尽露于言表，而明悟者当心会之矣。且凡病外感而脉见微弱者，其汗最不易出，其邪最不易解，何也？正以元气不能托送，即发亦无汗，邪不能解，则愈发愈虚，而危亡立至矣，夫汗本乎血，由乎营也；营本乎气，由乎中也。未有中气虚而营能盛者，未有营气虚而汗能达者。脉即营之外候，脉既微弱，元气可知，元气愈虚，邪愈不解，所以阳证最嫌阴脉，正为此也，故治此者，但遇脉息微弱正不胜邪等证，必须速固根本，以杜深入，专助中气，以托外邪，必使真元渐充，则脉必渐盛，自微细而至滑大，自无力而至有神，务令阴脉转为阳脉，阴证转为阳证。斯时也，元气渐充，方是正复邪退，将汗将解之佳兆。故凡治表邪之法，有宜发散者，有宜和解者，有宜调补营卫者。如果邪实而无汗，则发散为宜；有汗而热不除，则和解为宜；元气虚而邪不能退，则专救根本，以待其自解自汗为宜。此逐邪三昧，万全之法也。今有庸流，但见其外，不见其内，每不论证之阴阳，脉之虚实，但知寒凉可以退热，但知发散可以解表，不知元阳一败，则土崩瓦解，立见溃矣。反掌杀人，而终身不悟，是真下愚不移者也。若而人者，亦可谓之医乎？

证有忌汗者，如《伤寒论》曰：当汗者，下之为逆；当下者，汗之为逆。下利清谷，不可攻表，汗出必胀满，以重亡津液也；汗家不可发汗；阳虚不得重发汗；衄家不可发汗；亡血家不可发汗；淋家不可发汗，发汗必便血；咽喉干燥者，不可发汗；咽中闭塞，不可发汗；发汗则吐血，气欲绝；身重心悸者，不可发汗；疮家虽身痛，不可发汗，发汗则痉；咳而小便利，若失小便者，不可发汗，汗出则四肢厥逆冷；诸动气不可发汗。(动气义详后论下)

论 吐 十五

仲景曰：病人手足厥冷，脉乍紧者，邪结在胸中，心中满而烦，饥不能食者，病在胸中，当吐之，宜瓜蒂散；病人手足厥冷，脉乍结，以客气在胸中，心下满而烦，饮食不能入者，病在胸中，当吐之。

曰：病如桂枝证，头不痛，项不强，寸脉微浮，胸中痞硬，气上冲咽喉，不得息者，此为胸有寒也，当吐之，宜瓜蒂散。少阴病，饮食入口则吐，心中温温欲吐，复不能吐，始得之，手足寒，脉弦迟者，此胸中实，不可下也，当吐之。若膈上有寒饮，干呕者，不可吐也，急温之，宜四逆汤。按：此二节，前节言胸有寒者，谓寒邪也，所以当吐；后节言膈上有寒饮，干呕者，谓中寒也，所以宜温。然则前节之言寒者，言寒邪之实；后节之言寒者，言胃气之虚，均谓之寒，而有虚实之异。实者宜吐，吐则散也；虚而吐之，则胃气愈虚，病必更甚矣。此等要处，最当详察。

曰：病胸上诸实，胸中郁郁而痛，不能食，欲使人按之，而反有涎唾，下利日十余行，其脉反迟，而寸脉微滑，此可吐之，吐之利则止。

曰：太阳病，吐之，但太阳病当恶寒，今反不恶寒，不欲近衣者，此为吐之内烦也。按：此以太阳证有不当吐而吐者，必邪热乘虚入胃，故致内烦也。

宿食在上脘者，当吐之。

凡用吐药，中病即止，不必尽剂也。

寸脉弱而无力者，切忌用吐。

论　下　十六

论曰：三阴皆受病，已入于腑者，可下而已。此详义见前六经证。

曰：脉浮而大，心下反硬，有热属脏者，攻之，不令发汗。按：此以心下硬而热在脏，即脉虽浮大者，病亦属里，故不宜发汗，而当攻内也。

曰：伤寒不大便六七日，头痛有热者，与承气汤。按：此以阳明内热而为头痛也，故可攻之。

曰：阳明病，外已解而潮热者，可攻里也，手足濈然而汗出者，此大便已硬也，大承气汤主之，若汗虽多，而微发热恶寒者，表未解也，其热不潮，未可与承气。

曰：阳明病，胃中有燥屎者，可攻之。病人不大便五六日，绕脐痛，烦躁，发作有时者，此有燥屎也。

曰：汗出谵语者，以有燥屎在胃中，此为风也，须下之，宜大承气汤。

曰：阳明病，发热汗多者，热在里也，急下之，宜大承气汤。

曰：阳明病，发汗不解，腹满痛者，邪在里也，急下之，宜大承气汤。

曰：病腹中满痛者，此为实也，当下之。

曰：腹满不减，减不足言，当下之，宜大承气汤。

曰：伤寒六七日，结胸热实，脉沉而紧，心下痛，按之石硬者，或心下至少腹硬满而痛不可近者，大陷胸汤主之。

曰：阳明少阳合病，脉滑而数者，有宿食也，当下之，宜大承气汤。按：此一条必须兼脉症而察之，盖伤寒之脉滑数者多，若无胀痛等症，未必即为宿食，故不可单据滑数之脉，便认作可攻之证。

曰：若表已解而内不消，非大满，犹生寒热，则病不除也。按：此一条言若非大满，而犹生寒热者，是表病犹不除也。尚不可下。

曰：若表已解而内不消，大满大实坚，有燥屎，自可除下之，虽四五日不能为祸也。若不宜下而便攻之，内虚热入，协热遂利，烦躁诸变，不可胜数，轻者困笃，重者必死矣。按：此一条言外无表证，内有坚满，然后可下，正以见下不宜轻，轻下者，为祸不小也。

曰：太阳病，热结膀胱，其人如狂，血自下，下者愈。若表未解者，不可攻，当先解表。表已解，但少腹急结者，乃可攻之，宜桃仁承气汤。

凡伤寒当下者，不宜用丸药，以丸药不能涤荡热邪，而但能损正气也。又凡治伤寒热邪传里者，服下药后，乃用盐炒麸皮一升许，将绢包于病人腹上，款款熨之，使药气得热则行，大便必易通也。

脉有忌下者，如《伤寒论》曰：伤寒脉微而恶寒者，此阴阳俱虚，不可更发汗，更吐，更下也。寸口脉浮大，而医反下之，此为大逆。关脉弱，胃气虚有热，不可大攻之，热去则寒起。尺脉涩弱无力者，不可下。大便硬者当下之，设脉迟缓者不可下，里气不实也。脉虚细者不可下。脉浮者不可下。脉濡而弱，弱反在关，濡反在巅，弦反在上，微反在下。弦为阳运，微为阴寒，上实下虚，意欲得温。微弦为虚，虚者不宜下也。脉浮而大，浮为气实，大为血虚，血虚为无阴，孤阳独下阴部者，医以为热，而复用毒药攻其胃，此为重虚，客阳去有期，必下如污泥而死。脉濡而紧，濡则阳气微，紧则荣中寒。阳微卫中风，发热而恶寒；荣紧胃气冷，微呕心内烦。医谓有大热，解肌而发汗；亡阳虚烦躁，心下苦痞坚。表里俱虚竭，卒起而头眩；客热在皮肤，怅怏不得眠。不知胃气冷，紧寒在关元；当温反下之，安可复追还。脉久数者，非外邪也，不可下之。脉细数者非实邪也，不可下。结胸证，其脉浮大者，邪未入腑也，不可下，下之则死。大抵伤寒最宜慎下，若脉息无力及表证未罢者，不可乱投汤剂，下之为逆。

证有忌下者，如太阳病外证未解，不可下，下之为逆；太阳与阳明合病，喘而胸满者，邪在表也，不可下；阳明病，若微发热恶寒者，表未解也，不可下；阳明病，潮热，大便初硬后溏者，不可攻；阳明病腹微满，初头硬，后必溏者，非实热也，不可攻之；阳明病，其热不潮者，未可与承气汤。阳明病，虽有潮热，而大便不硬者，不可与承气汤；不转矢气者，其内不坚，慎不可攻也；阳明病，心下硬满者，不可攻，攻之利遂不止者死；硬在心下者，其邪在胸膈，犹未入腑也，故不可攻；脏结无阳证，不往来寒热，其人反静，舌上苔滑者，不可攻也；病欲吐者，不可下；呕多，虽有阳明证，不可攻之。此呕多者，病在上焦，病在上而攻其下，取败之道也。阳明病，若汗多，微发热恶寒者，外未解也，其热不潮，未可与承气汤；湿家下之，额上汗出，微喘，小便不利者死，下利不止亦死；阳明病，不能食，攻其热必哕，所以然者，胃中虚冷故也。以其人本虚，故攻其热必哕。阴强无阳者，虽其大便坚硬，亦不可下，下之则清谷腹满；阴阳俱虚，恶水者，若下之，则里冷，不嗜食，大便完谷出；阳微者不可下，下之则心下痞硬；恶寒者，不可下；小便清利者，火不盛也，不可下；诸四逆厥者，不可下；咽中闭塞者不可下；发汗多，亡阳谵语者不可下。诸虚者不可下，下之则阳虚而生寒。仲景曰：极寒反汗出，身必冷如冰，其有眼睛不慧，语言不休，口虽欲言，舌不得前者皆死。阴虚水亏，虚烦虚躁者不可下，重亡其阴，万无生理矣。

看 目 十七

夫治伤寒须观两目，或赤或黄，赤者为阳证，若兼六脉洪大有力，或躁而渴者，其热必甚，轻则三黄石膏汤，重则大承气之类主之。

凡目色清白，而无昏冒闪烁之意者，多非火证，不可轻用寒凉。

眼眵多结者，必因有火。盖凡有火之候，目必多液，液干而凝，所以为眵，即如肺热甚则鼻涕出，是亦目液之类也。

目睛上视者，谓之戴眼。此属足太阳经之证。盖太阳为目之上纲，而与少阴为表里，少阴之肾气大亏，则太阳之阴虚血少，故其筋脉燥急，牵引而上。若直视不转者，尤为凶候。欲治此者，速当以培阴养血为主。今人不知，皆云为风，若用风药，则阴愈虚、血愈燥矣，其有不颠覆者，未之有也。

舌色辨 十八

舌为心之官，本红而泽，凡伤寒三四日以后，舌上有苔，必自润而燥，自滑而涩，由白而黄，由黄而黑，甚至焦干，或生芒刺，是皆邪热内传，由浅入深之证也。故凡邪气在表，舌则无苔，及其传里，则津液干燥而舌苔生矣。若邪犹未深，其在半表半里之间，或邪气客于胸中者，其苔不黑不涩，只宜小柴胡之属以和之。若阳邪传里，胃中有热则舌苔不滑而涩，宜栀子豉汤之属以清之。若烦躁，欲饮水数升者，白虎加人参汤之类主之。大都舌上黄苔而焦涩者，胃腑有邪热也，或清之，或微下之。《金匮要略》曰：舌黄未下者，下之黄自去，然必大便燥实，脉沉有力而大渴者，方可下之。若微渴而脉不实，便不坚，苔不干燥芒刺者，不可下也。其有舌上黑苔而生芒刺者，则热更深矣，宜凉膈散、承气汤、大柴胡之属，酌宜下之。若苔色虽黑滑而不涩者，便非实邪，亦非火证，非惟不可下，且不可清也。此辨舌之概，虽云若此，然犹有不可概论者，仍宜详察如下。

按：伤寒诸书皆云：心为君主之官，开窍于舌。心主火，肾主水，黑为水色，而见于心部，是为鬼贼相刑，故知必死。此虽据理之谈，然实有未必然者。夫五行相制，难免无克，此其所以为病。岂因克为病，便为必死？第当察其根本何如也。如黑色连地，而灰黯无神，此其本原已败，死无疑矣。若舌心焦黑，而质地红活，未必皆为死证。阳实者清其胃火。火退自愈，何虑之有？其有元气大损，而阴邪独见者，其色亦黄黑；真水涸竭者，其舌亦干焦，此肾中水火俱亏，原非实热之证。欲辨此者，但察其形气脉色，自有虚实可辨，而从补从清，反如冰炭矣。故凡以焦黑干涩者，尚有非实非火之证。再若青黑少神而润滑不燥者，则无非水乘火位，虚寒证也。若认此为火，而苦寒一投，则余烬随灭矣。故凡见此者，但当详求脉证，以虚实为主，不可因其焦黑，而执言清火也。伤寒固尔，诸证亦然。

新按：余在燕都，尝治一王生，患阴虚伤寒，年出三旬，而舌黑之甚，其芒刺干裂，焦黑如炭，身热便结，大渴喜冷，而脉则无力，神则昏沉。群医谓阳证阴脉，必死无疑。余察其形气未脱，遂以甘温壮水等药，大剂进之，以救其本，仍间用凉水以滋其标。盖水为天一之精，凉能解热。甘可助阴，非若苦寒伤气者之比，故于津液干燥，阴虚便结，而热渴火盛之证，亦所不忌，由是水药并进，前后凡用人参、熟地辈各一二斤，附子、肉桂各数两，冷水亦一二斗，然后诸证渐退，饮食渐进，神气俱复矣。但察其舌黑，则分毫不减，余甚疑之，莫得其解。再后数日，忽舌上脱一黑壳，而内则新肉灿然，始知其肤腠焦枯，死而复活，使非大为滋补，安望再生？若此一证，特举其甚者纪之。此外，凡舌黑用补而得以保全者，盖不可枚举矣。所以凡诊伤寒者，当以舌色辨表里，以舌色辨寒热，皆不可不知也。若以舌色辨虚实，则不能无误，盖实固能黑，以火盛而焦也，虚亦能黑，以水亏而枯也。若以舌黄、舌黑，悉认为实热，则阴虚之证，万无一生矣。

古按：《金镜录》曰：舌见全黑色，水克火明矣，患此者百无一治，治者审之。薛立斋曰：余在留都时，地官主事郑汝东妹婿患伤寒得此舌，院内医士曾禧曰：当用附子理中汤，人咸惊骇而止。及其困甚治棺，曾与其邻复往视之，谓用前药犹有生意，其家既待以死，挤而从之，数剂而愈。大抵舌黑之证，有火极似水者，即杜学士所谓薪为黑炭之意也，宜凉膈散之类以泻其阳；有水来克火者，即曾医士所疗者是也，宜理中汤以消阴翳。又须以老生姜切平，擦其舌，色稍退者可治，坚不退者不可治。

又按：弘治辛酉，金台姜梦辉患伤寒，亦得此舌，手足厥冷，吃逆不止，众医犹作火治，几致危殆，判院吴仁斋用附子理中汤而愈。夫医之为道，有是病必用是药，附子疗寒，其效可数，奈何世皆以为必不可用之药，宁视人之死而不救，不亦哀哉！凡用药得宜，效应不异，不可便谓为百无一治而弃之也。

饮　水 十九

凡伤寒欲饮水，因内水消竭，欲得外水自救，若大渴欲饮一升，只可与一碗，常令不足，不可太过。若恣饮过量，使水停心下，则为水结胸，留于胃则为噎为哕，溢于皮肤则为肿，蓄于下焦则为癃，渗于肠间则为利下，皆饮水太多之过也。又不可不与，又不可强与，故曰：若还不与非其治，强饮须教别病生也。

凡阳明病口燥，但欲漱水而不欲咽者，以热在经，而里无热也，必将为衄，不可与凉药。

按：饮水一证，本以内热极而阳毒甚者最其相宜，若似乎只宜实邪，不宜于虚邪也，而不知虚证亦有不同。如阳虚无火者，其不宜水无待言也，其有阴虚火盛者，元气既弱，精血又枯，多见舌裂唇焦，大渴喜冷，三焦如焚，二便闭结等证，使非藉天一之精，何以济燃眉之急？故先宜以冰水解其标，而继以甘温培其本，水药兼进，无不可也。其有内真寒，外假热，阴盛格阳等证，察其元气，则非用甘温必不足以挽回，察其喉舌，则些微辛热又不可以近口。有如是者，则但将甘温大补之剂，或单用人参煎成汤液，用水浸极冷而饮之，此以假冷之味，解上焦之假热，而真温之性，复下焦之真阳，是非用水而实亦用水之意，余用此活人多矣，诚妙之甚者也。惟是假热之证，则证虽热而脉则微，口虽渴而便则不闭者，此而欲水，必不可与，若误犯之，则其败泄元阳，为害不小，又不可不慎。

三阳阴证辨 二十

足太阳膀胱经病，凡发热头痛，腰脊强，肩背痛，脉浮紧者，是皆太阳证也，若肩背畏寒，恶心欲呕，或眼目无神，不欲见人，喜暗畏明，眼眶酸涩，或喜向壁卧，或戴眼上视，或头倾身痛，甚或颜色清白，隐见青黑，或丹田无力，息短声微，气促而喘，或咽中闭塞，或角弓发痉，或小水清白，或失小便，或小便短赤而内不喜冷，凡脉见浮空无力，或沉紧细弱者，皆太阳合少阴之阴证也。足阳明胃经之病，凡发热，头目痛，不得眠，脉长而数者，本皆阳明证也，若面鼻恶寒，面色清白，或鼻尖冷，口气不热，或唇口青白微黑，或气短声微，鼻息不长，懒于言语，或戴阳面赤，昏沉困倦多眠，或烦躁，面赤身热，虚狂假斑，脉反微细无力，或身虽发热，反欲得衣，或口渴不欲饮水，并水浆不入，或恶寒寒栗，恶心呕逆，或肉眲心悸，或动气见于胸腹，或四肢无力，身重懒于举动，或手足自冷，或肌肉之间以手按之，殊无大热，或大便不实，自利腹痛，凡脉见浮长无力，或短细结促者，皆阳明合太阴之阴证也。足少阳胆经之病，凡发热头耳牵痛，胁肋痛，往来寒热，脉见弦数者，本皆少阳证也，若身虽微热，而时作时止，时多畏寒，或耳聋，或头晕，或眼目羞涩，或多惊怯恐，或呕苦吐酸，或恶心喜暖，或爪青筋急囊缩，或厥逆下利，肠鸣小腹痛，凡脉见弦数无力，而沉细微弱者，皆少阳合厥阴之阴证也。以上乃三阳经之阴证。阴证者，即阳虚之证也，皆大忌寒凉克伐之药，妄用即死。余恐将来复有如李子建之流者，故特揭而出之，用为提醒后人之鉴云。

再论阴证阳证及李子建《伤寒十劝》之害 二一

天地间死生消长之道，惟阴阳二气尽之，而人力挽回之权，亦惟阴阳二字尽之，至于伤寒一证，则尤切于此，不可忽也。第伤寒之阴证阳证，其义有二。所谓二者，曰经有阴阳，证有阴阳也。经有阴阳，则三阳为阳证，三阴为阴证；证有阴阳，则实热为阳证，虚寒为阴证。凡经之阴阳，则有寒有热，故阳经亦有阴证，阴经亦有阳证；证之阴阳，则有假有真，故发热亦有阴证，厥逆亦有阳证。此经自经而证自证，乃伤寒中最要之纲领，不可混也。而今之医流，多不明此，故每致混指阴阳，肆行克伐，杀人于反掌之间，而终身不悟，深为可慨。原其由然，非无所本，盖本于李子建之《伤寒十劝》。《十劝》之中，惟八劝曰：病已在里，不可发汗；九劝曰：饮水不可过多；十劝曰：病后当忌饮食房劳。凡此三者，皆为得理，然亦人皆知之，无待其为劝矣。此外七劝，则悉忌温补。

如一劝云：伤寒头痛及身热，便是阳证，不可服热药，若此一说，乃悉以阳经之表病，认为内热之阳证，治以寒凉，必杀人矣。观仲景治太阳经伤寒，头痛发热无汗者，用麻黄汤；头痛发热，汗出恶风者，用桂枝汤；太阳病，发热头痛，脉反沉，身体疼痛者，当救其里，用四逆汤；阳明病，脉浮，无汗而喘者，出汗则愈，宜麻黄汤。凡此之类，岂非皆用热药，以治阳经之头疼发热乎？且凡寒邪之感人，必先入三阳之表，所以为头疼发热等证，使于此时，能用温散，则浅而且易。故岐伯曰：发表不远热，是诚神圣传心之旨，惟仲景知之，故能用温散如此，是岂果阳经之病，便是阳证耶？经证不明，而戒用温热，最妄之谈，此其一也。

又二劝曰：伤寒必须直攻毒气，不可补益。若据此说，则凡是伤寒，尽皆实证，而必无虚证矣，何岐伯曰：邪之所凑，其气必虚。又曰：寒则真气去，去则虚，虚则寒搏于皮肤之间。又观仲景论伤寒之虚证虚脉及不可汗吐下者，凡百十余条，此外如东垣、丹溪、陶节庵辈，所用补中益气、回阳返本、温经益元等汤，则其宜否温补，概可知矣。矧今之人，凡以劳倦七情，色欲过度，及天禀薄弱之流，十居七八。使以此辈一旦因虚感邪，若但知直攻毒气，而不顾元阳，则寇未逐而主先伤，鼠未投而器先破，顾可直攻无忌乎？凡受斯害，死者多矣，妄谈之甚，此其二也。

又三劝曰：伤寒不思饮食，不可服温脾胃药，据此一说，则凡见伤寒不食者，皆是实热证，而何以仲景有曰：阳明病，不能食，攻其热必哕，所以然者，胃中虚冷故也。又曰：病人脉数，数为热，当消谷引饮，而反吐者，以其发汗，令阳气微，膈气虚，脉乃数也。数为客热，不能消谷，以胃中虚冷故也。又曰：食谷欲呕者，属阳明也，吴茱萸汤主之。若此之类，岂非皆寒证之宜温者耶？但伤寒之热证固不能食，而寒证之不食者尤多，以中寒而不温脾，则元阳必脱而死矣。此妄谈之三也。

又四劝曰：伤寒腹痛，亦有热证，不可轻服温暖药，据所云亦有热证，则寒证居多矣，寒痛既多，则何不曰不可轻服寒凉药，而特以温暖为禁者，何也？独不见仲景之治腹痛，有用真武汤者，有用通脉四逆汤者，有用四逆散加附子者，有曰手足厥冷，小腹满，按之痛者，此冷结膀胱关元也。使以此证而亦忌温暖，则寒在阴分，能无毙乎？此妄谈之四也。

再如五劝之伤寒自利，不可例服补药、暖药、止泻药，六劝之禁用艾火，七劝之手足厥冷，不可例作阴证等说，总属禁热之谈，余亦不屑与之多辩，第拓取圣贤成法，明哲格言，再悉于此，用救将来，是诚今日之急务也。因详考仲景《伤寒论》，见其所列三百九十七法，而脉证之虚寒者，一百有余；一百一十三方，而用人参者二十，用桂附者五十有余。又东垣曰：实火宜泻，虚火宜补。又薛立斋曰：大凡元气虚弱而发热者，皆内真寒而外假热也。凡若此者，岂皆余之杜撰耶？岂子建诸人一无所见耶？若无所见，胡可妄言？若有所见，胡敢妄言？今观彼《十劝》之中，凡禁用温补者，居其八九，而绝无一言戒及寒凉，果何意哉？因致末学认为圣经，遂悉以阴证作阳证，悉以虚证作实证，但知凉泻之一长，尽忘虚寒之大害。夫生民元气足者其几，能堪此潜消暗剥之大盗乎？嗟！嗟！何物非才，敢言十劝，既不能搜罗训典，明析阴阳，又不能揣摩实虚，原终要始，总弗求阳德之亨，全不识冰霜之至。后学者多被所愚，致造终身之孽，无辜者阴受其戮，讵思冤魄可怜。余言及此，能不转慈悲为愤怒，借笔削为箴规，独思深诋先辈，岂出本心，亦以目击多艰，难胜呜咽，实亦有为而云然。盖以久感之余，复有所触，适一契姻，向以中年过劳，因患劳倦发热，余为速救其本，已将复元，忽遭子建之徒，坚执《十劝》以相抗，昧者见其发热，反为左袒，不数剂而遂以有生之徒，置之死地。因并往日见闻，倍加伤惨，诚可痛可恨也。子建、子建，吾知多冤之积于尔者久矣，故悉此论，以解尔此后之冤孽，尔若有知，尚知感否。

论伤寒古治法 二二

凡伤寒治法，必当先知经络次序，如一日在太阳，则为发寒、头痛等证；二日在阳明，则为目痛、鼻干、不眠等证；三日在少阳，则为耳聋、胁痛、寒热、口苦等证；四日在太阴，则为腹满自利等证；五日在少阴，则为舌干口燥等证；六日在厥阴，则为烦满囊缩等证，此伤寒传经之大概也。然病有不同，证有多变，故不可以一定之法，凿凿为拘。今人不知察变者，每按日按经，执方求治，则证多不合，益见其难矣。即如发热、无汗、头痛者，宜于发汗，本太阳经之证治也。然仲景曰：阳明病外证云何？曰：身热，汗自出，不恶寒，反恶热，此阳明之发热也；曰：阳明病，反无汗而小便利，呕而咳，手足厥者，必苦头痛，此阳明之无汗头痛也；曰：伤寒，脉弦细，头痛发热者，属少阳，此少阳之头痛发热也。凡三阳皆为表证，而惟少阳则曰半表半里，不可发汗。然法曰：尺寸俱浮者，太阳受病也；尺寸俱长者，阳明受病也；尺寸俱弦者，少阳受病也，此三经皆受病，未入于腑者，可汗而已，岂非少阳亦所当汗乎？此三阳之治，宜乎若此，至于三阴，则亦有若此者，如曰：太阴病，脉浮者，可发汗，宜桂枝汤；曰：少阴病，始得之，反发热，脉沉者，宜麻黄附子细辛汤；曰：厥阴证，下利，腹胀满，身体疼痛者，先温其里，乃攻其表，温里四逆汤，攻表桂枝汤。凡此皆三阴之发热，三阴之当汗者也。至于下证，则惟独少阳为半表半里之经，若下之，恐邪气乘虚内陷，故不可攻，其他五经，皆有下证。由此观之，则三阳何尝无里证，三阴何尝无表证？故善治者，但见表邪未解，即当解表，若表证未解，不可攻里也；但见里证已具，即当攻里，若里证未实，尚宜和解也。或汗或和或下，但当随证缓急而用得其宜，即古今划一之法也。

论古法通变 二三

凡用药处方，最宜通变，不可执滞。观仲景以麻黄汤治太阳经发热头痛，脉浮无汗之伤寒，而阳明病脉浮无汗而喘者亦用之；太阳与阳明合病，喘而胸满者亦用之，此麻黄汤之通变也。又如桂枝汤，本治太阳经发热汗出之中风，而阳明病如疟状，日晡发热，脉浮虚，宜发汗者亦用之；太阳病外证未解，脉浮弱，当以汗解者亦用之；太阴病脉浮，可发汗者亦用之；厥阴证下利，腹胀满，身疼痛，宜攻表者亦用之，此桂枝汤之通变也。又如小柴胡汤，本治少阳经胁痛干呕，往来寒热之伤寒，而阳明病潮热胸胁满者亦用之；阳明中风，脉弦浮大，腹满胁痛，不得汗，身面悉黄，潮热等证亦用之；妇人中风，续得寒热，经水适断，热入血室如疟状者亦用之，此小柴胡之通变也。由此观之，可见仲景之意，初未尝逐经执方，而立方之意，多有言不能悉者，正神不可以言传也。所以有此法，未必有此证，有此证，未必有此方。即仲景再生，而欲尽踵其成法，吾知其未必皆相合；即仲景复言，而欲尽吐其新方，吾知其未必无短长。于戏！方乌足以尽变，变胡可以定方，但使学者能会仲景之意，则亦今之仲景也，又何必以仲景之方为拘泥哉？余故曰：用药处方，最宜通变，不当执滞也。虽然，此通变二字，盖为不能通变者设，而不知斯道之理，又自有一定不易之要焉。苟不知要，而强借通变为谈柄，则胡猜乱道，何非经权，反大失通变之旨矣。

麻黄桂枝辨 二四

　　按：《伤寒论》曰：太阳病，头痛，发热，恶寒，体痛，呕逆，脉阴阳俱紧，无汗而喘者，名为伤寒，麻黄汤主之。曰：太阳病，头痛，发热，汗出，恶风，脉缓者，为中风，桂枝汤主之。此以无汗脉紧者为伤寒，故用麻黄汤；有汗脉缓者为中风，故用桂枝汤，是其辨也。又论曰：桂枝本为解肌，若其人脉浮紧，发热汗不出者，不可与也，常须识此，勿令误也。然何以又曰：太阳病外证未解，脉浮弱者，当以汗解，宜桂枝汤。阳明病，日晡所发热，脉虚浮者，宜发汗，发汗宜桂枝汤，是岂桂枝为止汗者耶？但麻黄汤无芍药，而用麻黄桂枝汤无麻黄而用芍药，盖桂枝性散，芍药性敛，以芍药从桂枝则桂枝不峻，以桂枝从芍药则芍药不寒。然以芍药之懦，终不胜桂枝之勇，且芍药能滋调营气，适足为桂枝取汗之助，故桂枝汤亦是散剂，但麻黄汤峻，而桂枝汤缓耳。故凡寒邪深固者，恐服桂枝不能解表，则反以助热，所以脉紧无汗者，宜麻黄不宜桂枝；若脉浮缓有汗，或浮弱者，以其风邪尚浅，宜桂枝不宜麻黄也。此麻黄汤为发表之第一，而桂枝汤则解表之次者也。今时医不能察此，但闻汗不出者，不可与桂枝，便谓桂枝能止汗，误亦甚矣，而不知止汗在芍药不在桂枝也。但桂枝性温，能强卫气，如《内经》曰：阴气有余，为多汗身寒。仲景曰：极寒反汗出者，此亡阳而汗也，助阳乃可以止汗，则正宜用桂枝矣。又《伤寒论》以太阳病无汗脉紧者为伤寒，汗出脉缓者为中风，此风寒之辨也。然大青龙汤证治曰：太阳中风，脉浮紧，发热恶寒，身疼痛，不汗出而烦躁者，大青龙汤主之。是岂非太阳中风亦有脉紧无汗者耶？可见风之与寒，本不相远，但风邪浅而寒邪深耳，浅属阳而深属阴耳。且近见外感寒邪者，率皆伤寒发热脉紧无汗等证，至于中风一证，谓其脉缓有汗，而复发热者，其病本不多见，即有之，亦必外因者少而内因者多也。倘学者以风寒二字及麻黄桂枝二汤，必欲分其阴阳同异而执以为辞，则失之远矣。本门前卷有《风寒辨》，宜并察之。

论今时皆合病并病 二五

　　余究心伤寒已久，初见合病并病之说，殊有不明，而今始悉之。夫所谓合病者，乃二阳、三阳同病，病之相合者也；并病者，如太阳先病不解，又并入阳明、少阳之类也。观仲景曰：二阳并病，太阳初得病时，发其汗，汗先出不彻，因转属阳明。若太阳病证不罢者，不可下。按：此云转属阳明，则自太阳而来可知也，云太阳病证不罢，则二经皆病可知也。凡并病者，由浅而深，由此而彼，势使之必然也。此合病并病之义，而不知者皆以此为罕见之证，又岂知今时之病，则皆合病并病耳。何以见之？盖自余临证以来，凡诊伤寒，初未见有单经挨次相传者，亦未见有表证悉罢，只存里证者，若欲依经如式求证，则未见有如式之病而方治可相符者，所以令人致疑，愈难下手，是不知合病并病之义耳。今列其大略如下：

合病者，乃两经三经同病也。如初起发热恶寒头痛者，此太阳之证，而更兼不眠，即太阳阳明合病也；若兼呕恶，即太阳少阳合病也。若发热不眠呕恶者，即阳明少阳合病也。若三者俱全，便是三阳合病。三阳合病者，其病必甚。

三阳与三阴本无合病，盖三阳为表，三阴为里，若表里同病，即两感也。故凡有阴阳俱病者，必以渐相传而至，皆并病耳，此亦势所必至，非合病、两感之谓。

并病与合病不同，合病者，彼此齐病也；并病者，一经先病，然后渐及他经而皆病也。如太阳先病，发热头痛，而后见目痛、鼻干不眠等证者，此太阳并于阳明也；或后见耳聋胁痛，呕而口苦等证者，此太阳并于少阳也；或后见腹满嗌干等证者，此太阳并于太阴也；或后见舌干口燥等证者，此太阳并于少阴也；或后见烦满囊缩等证者，此太阳并于厥阴也。若阳明并于三阴者，必鼻干不眠而兼三阴之证；少阳并于三阴者，必耳聋呕苦而兼三阴之证；阴证虽见于里，而阳证仍留于表，故谓之并。凡患伤寒，而始终热有不退者，皆表邪之未解耳，但得正汗一透，则表里皆愈，岂非阴阳相并之病乎？今之伤寒率多并病，若明此理，则自有头绪矣。治此之法，凡并病在三阳者，自当解三阳之表，如邪在太阳者，当知为阳中之表，治宜轻清；邪在阳明者，当知为阳中之里，治宜厚重；邪在少阳者，当知为阳中之枢，治宜和解。此虽解表之大法，然余仍有心法，详载《新方八略》中。故或宜温散，或宜凉散，或宜平散，或宜补中而散，是又于阴阳交错之理有不可不参合而酌用者，皆治表之法也。至于病入三阴，本为在里。如太阴为阴中之阳，治宜微温，少阴为阴中之枢，治宜半温；厥阴为阴中之阴，治宜大温，此阴证之治略也。然病虽在阴，而有兼三阳之并病者，或其邪热已甚，则自宜清火；或其表尚未解，则仍当散邪。盖邪自外入，则外为病本，拔去其本，则里病自无不愈者，此所以解表即能和中也。若表邪不甚，而里证为急，又当先救其里，盖表里之气，本自相关，惟表不解，所以里病日增，惟里不和，所以表邪不散，此所以治里亦能解表也。但宜表宜里，或此或彼之间，则自有缓急先后一定不易之道，而非可以疑似出入者，要在乎知病之薮，而独见其必胜之机耳，此又阴阳并病之治略也。惟是病既在阴，必关于脏，脏气为人之根本而死生系之。故凡诊阴证者，必当细察其虚实，而补泻寒热，弗至倒施，则今时之治要，莫切乎此矣。

治 法 二六

凡治伤寒，不必拘于日数，但见表证，即当治表，但见里证，即当治里，因证辨经，随经施治，乃为良法。若表邪未解，即日数虽多，但有表证而脉见紧数者，仍当解散，不可攻里也；若表邪已轻，即日数虽少，但有里证而脉见沉实者，即当攻里，不可发表也。然此二者，一曰发表，一曰攻里，皆以邪实者为言也。其有脉气不足，形气不足者，则不可言发言攻，而当从乎补矣。但补有轻重，或宜兼补，或宜全补，则在乎明而慧者之用之如法耳。

伤寒但见发热恶寒，脉紧数，无汗，头项痛，腰脊强，或肢体酸软者，便是表证，不拘日数多寡，即当解散，但于阴阳虚实，不可不预辨也，而于后开汗散方中择宜用之。

伤寒但见往来寒热，胁痛，口苦而呕，或渐觉耳聋，脉见弦数者，即少阳经半表半里之证，治宜和解，以新方诸柴胡饮及小柴胡汤之类，酌宜用之。然少阳之治有三禁，曰不可汗、吐、下也。

伤寒如头痛、发热、恶寒表证之类悉除，反见怕热、躁渴谵语、揭去衣被、扬手掷足、斑黄发狂，或潮热自汗、大便不通、小便短赤，或胸腹胀满疼痛，或上气喘促，脉实有力者，即是传里之热证，不拘日数多少，即当清里。如果实邪内结，不得宣通，此必大为涤荡，庶使里通而表亦通也。然必其胸腹胀满，肠胃燥结，而大满大实坚者，乃可攻之。故法曰：痞满燥实坚，五者俱而后可下。又曰：下不嫌迟。盖恐内不实而误攻之，则必至不救矣。

凡治伤寒，如时寒火衰，内无热邪而表不解者，宜以辛温热剂散之；时热火盛而表不解者，宜以辛甘凉剂散之；时气皆平而表不解者，宜以辛甘平剂散之，此解散之要法也。盖人在气交之中，随气而化，天地之气寒则宜辛热，天地之气热则宜辛凉。经文既以冬为伤寒，春为温病，夏为暑病，名既因时而易，则方亦不容不随时而更也。第以凉散之法，当知所辨，必其表里俱有热证，方可兼用清凉；若身表虽热，而内无热证者，此以表邪未解，因寒而为热也，不可妄用凉药。盖恐表寒未除，而内寒复至，以寒遇寒，则凝结不解，必将愈甚。经曰：发表不远热。正此之谓也。且舍时从证，尤为治伤寒紧要之法，此又不可不知常变。

凡暑热盛行，瘟疫大起，焦渴斑黄，脏腑如火，此则或用寒肃，以清其里，或用寒散，以救其表，但当察表里而酌缓急之宜也。

论虚邪治法 二七

凡伤寒治法，在表者宜散，在里者宜攻，此大则也。然伤寒死生之机，则全在虚实二字，夫邪之所凑，其气必虚，故伤寒为患，多系乘虚而入者，时医不察虚实，但见伤寒，则动曰伤寒无补法，任意攻邪，殊不知可攻而愈者，原非虚证，正既不虚，邪自不能害之，及其经尽气复，自然病退，故治之亦愈，不治亦愈，此实邪之无足虑也。惟是挟虚伤寒，则最为可畏，使不知固本御侮之策，而肆意攻邪，但施孤注，则凡攻散之剂，未有不先入于胃而后达于经，邪气未相及而胃气先被伤矣，即不尽脱，能无更虚？元气更虚，邪将更入，虚而再攻，不死何待？是以凡患伤寒而死者，必由元气之先败，此则举世之通弊也。故凡临证者，但见脉弱无神，耳聋手颤、神倦气怯、畏寒喜暗、言语轻微、颜色青白、诸形证不足等候，便当思顾元气。若形气本虚、而过散其表，必至亡阳；脏气本虚而误攻其内，必至亡阴，犯者必死。即如元气半虚而邪方盛者，亦当权其轻重而兼补以散，庶得其宜。若元气大虚，则邪气虽盛，亦不可攻，必当详察阴阳，峻补中气。如平居偶感阴寒，邪未深入，但见发热身痛，脉数不洪，内无火证，素禀不足者，即当用理阴煎加柴胡，或加麻黄，连进一二服，其效如神，此常用第一方也。此外诸证，如虚在阳分，则当以四柴胡饮、补中益气汤，或八珍汤、理中汤、温胃饮之类，此温中自能发散之治也。若虚在阴分，而液涸水亏，不能作汗，则当用补阴益气煎、三柴胡饮，或三阴煎、左归饮之类，此壮水制阳、精化为气之治也。若阴盛格阳，真寒假热者，则当以大补元煎、右归饮、崔氏八味丸料之类，此引火归源之治也。其有阴盛阳衰之证，身虽发热，而畏寒不已，或呕恶，或泄泻，或背凉如水，或手足厥冷，是皆阳虚之极，必用大温中饮，或理阴煎，不可疑也。若果邪火热甚而水枯干涸者，或用凉水渐解其热。表未解而固闭者，或兼微解，渐去其寒。若邪实正虚，原有主客不敌之势，使但能保定根本，不令决裂，则邪将不战而自解。此中大有玄妙，余常藉此而存活者，五十年来若干人矣，谨书之以为普济者之则。

补中亦能散表 二八

夫补者所以补中，何以亦能散表？盖阳虚者，即气虚也，气虚于中，安能达表？非补其气，肌能解乎？凡脉之微弱无力，或两寸短小而多寒者，即其证也，此阳虚伤寒也。阴虚者，即血虚也，血虚于里，安能化液？非补其精，汗能生乎？凡脉之浮芤不实，或两尺无根而多热者，即其证也，此阴虚伤寒也。然补则补矣，仍当酌其剂量，譬之饮酒者，能饮一勺，而与以一升，宜乎其至于困也；使能饮一斗，而与以一合，其真蚍蜉之撼大树耳。

寒中亦能散表 二九

夫寒中者所以清火，何以亦能散表？盖阳亢阴衰者，即水亏火盛也，水涸于经，安能作汗？譬之干锅赤裂，润自何来？但加以水，则郁蒸沛然，而气化四达，夫汗自水生，亦犹是也，如前论言补阳补阴者，宜助精气也；此论言以水济火者，宜用寒凉也，盖补者补中之不足，济者制火之有余，凡此者均能解表，其功若一，而宜寒宜暖，其用不侔，是有不可不辨。

伤寒三表法 三十

伤寒者，危病也；治伤寒者，难事也。所以难者，亦惟其理有不明，而不得其要耳。所谓要者，亦惟正气、邪气二者之辨而已，使能知正气之虚实，邪气之浅深，则尽之矣。夫寒邪外感，无非由表而入里，由表而入者，亦必由表而出之，故凡患伤寒者，必须得汗而后解。但正胜邪者，邪入必浅，此元气之强者也；邪胜正者，其入必深，此元气之弱者也；邪有浅深，则表散有异；正有虚实，则攻补有异，此三表之法所不容不道也。何为三表？盖邪浅者，逐之于藩篱，散在皮毛也；渐深者，逐之于户牖，散在筋骨也；深入者，逐之于堂室，散在脏腑也。故浅而实者宜直散，直散者，直逐之无难也。虚而深者宜托散，托散者，但强其主而邪无不散也。今姑举其略：如麻黄汤、桂枝汤、参苏饮、羌活汤、麻桂饮之类，皆单逐外邪，肌表之散剂也。又如小柴胡汤、补中益气汤、三柴胡饮、四柴胡饮之类，皆兼顾邪正，经络之散剂也。再如理阴煎、大温中饮、六味回阳饮、十全大补汤之类，皆建中逐邪，脏腑之散剂也。呜呼！以散药而散于肌表经络者，谁不知之，惟散于脏腑则知者少矣；以散为散者，谁不知之，惟不散之散，则玄之又玄矣。余因古人之未及，故特吐其散邪之精义有如此。

伤寒无补法辨 三一

按：伤寒一证，惟元气虚者为最重，虚而不补，何以挽回？奈何近代医流，咸谓伤寒无补法。此一言者，古无是说，而今之庸辈，动以为言，遂致老幼相传，确然深信，其为害也，不可胜纪。兹第以一岁之事言之，如万历乙巳岁，都下瘟疫盛行，凡涉年衰及内伤不足者，余即用大温大补兼散之剂，得以全活者数十余人，使此辈不幸而遭庸手，则万无一免者矣。即余一人于一年之中，所遇若此，其如岁月之长，海宇之广，凡为无补所杀者，固可胜量哉！余痛夫枉者之非命，因遍求经传，则并无伤寒无补法之例。必求其由，则惟陶节庵有云：伤寒汗吐下后，不可便用参芪大补，使邪气得补，而热愈盛，所谓治伤寒无补法也。此一说者，盖亦本于孙真人之言，云服承气汤得痢瘥，慎不中补也。此其意谓因攻而愈者，本为实邪，故不宜妄用补药，复助其邪耳，初非谓虚证亦不宜补也。此外则有最庸最拙，为万世之害者，莫如李子建之《伤寒十劝》，今后世谬传，实基于此，故余于前论直叱其非，并详考仲景《伤寒论》及诸贤之成法，以申明其义焉。矧今人之患伤寒者，惟劳倦内伤、七情挟虚之类，十居七八，传诵伤寒无补者，十有八九，以挟虚之七八，当无补之八九，果能堪乎？而不知以直攻而死者，皆挟虚之辈也。此在众人，则以传闻之讹，无怪其生疑畏。至若名列医家，而亦曰伤寒无补法，何其庸妄无知，毫不自反，误人非浅，诚可丑可恨者也！其有尤甚者，则本来无术，偏能惑人，但逢时病，则必曰：寒邪未散，何可用补？若将邪气补住，譬之关门赶贼。若此一言，又不知出自何典，乱道异端，尤可恨也！此外又有一辈，曰：若据此脉证，诚然虚矣，本当从补，但其邪气未净，犹宜缓之，姑俟清楚方可用也。是岂知正不能复，则邪必日深，焉能清楚？元阳不支，则变生呼吸，安可再迟？此不知死活之流也。又有一辈，曰：此本虚证，如何不补，速当用人参七八分，但以青陈之类，监制用之，自然无害。是岂知有补之名，无补之实，些须儿戏，何济安危，而尚可以一消一补，自掣其肘乎？此不知轻重之徒也。即或有出奇言补者，亦必见势在垂危，然后曰：快补快补，夫马到临涯，收缰已晚，补而无济，必又曰：伤寒用参者无不死。是伤寒无补之说益坚，而众人之惑益不可破，虽有仪秦不能辩也。余目睹其受害于此者，盖不可胜纪矣，心切悲之，不得不辩。

夫伤寒之邪，本皆自外而入，而病有浅深轻重之不同者，亦总由主气之有强弱耳。故凡主强者，虽感亦轻，以邪气不能深入也；主弱者，虽轻必重，以中虚不能自固也。此其一表一里，邪正相为胜负，正胜则生，邪胜则死。倘以邪实正虚而不知固本，将何以望其不败乎？矧治虚治实，本自不同，补以治虚，非以治实，何为补住寒邪补以补中非以补外，何谓关门赶贼？即曰强寇登堂矣，凡主弱者，避之且不暇，尚敢关门乎？既能关门，主尚强也，贼闻主强，必然退遁，不遁即成擒矣，谓之捉贼，又何不可？夫病情人事，理则相同，未有正胜而邪不却者。故主进一分，则贼退一步，谓之内托，谓之逐邪，又何不可，而顾谓之关门耶？矧如仲景之用小柴胡汤，以人参柴胡并用，东垣之用补中益气汤，以参术升柴并用，盖一以散邪，一以固本，此自逐中有固，固中有逐，又岂皆补住、关门之谓乎？甚矣，一言之害，杀命无穷，庸医之庸，莫此为甚。余不能以口遍传，故特为此辩，使有能广余之说，以活人一命者，必胜念弥陀经多多矣。

徐东皋曰：汉张仲景著《伤寒论》，专以外伤为法，其中顾盼脾胃元气之秘，世医鲜有知之者。观其少阳证，小柴胡汤用人参，则防邪气之入三阴，或恐脾胃稍虚，邪乘而入，必用人参甘草，固脾胃以充中气，是外伤未尝不内因也。即如理中汤、附子汤、黄连汤、炙甘草汤、吴茱萸汤、茯苓四逆汤、桂枝人参汤、败毒散、人参白虎汤、阳毒升麻汤、大建中汤等，未尝不用参术以治外感，可见仲景公之立方，神化莫测。或者谓外伤是其所长，而内伤非所知也，此诚不知公者也。何今世之医，不识元气之旨，惟见王纶《杂著》戒用人参之谬说，执泥不移，乐用苦寒，攻病之标，致误苍生，死于非命，抑何限耶！间有病家疑信相半，两弗之从，但不速其死耳，直以因循，俟其元气自尽，终莫之救而毙者，可谓知乎？况斯世斯时，人物剧繁，禀气益薄，兼之劳役名利之场，甚至蹈水火而不知恤，耽酒色以竭其真，不谓内伤元气，吾弗信也。观其杂病，稍用攻击而脾胃遂伤，甚则绝谷而死者，可以类推矣。

病宜速治 三二

凡人有感冒外邪者，当不时即治，速为调理，若犹豫隐忍，数日乃说，致使邪气入深，则难为力矣，惟小儿女子，则为尤甚。凡伤寒之病，皆自风寒得之，邪气在表，未有温覆而不消散者，若待入里，必致延久。一人不愈，而亲属之切近者，日就其气，气从鼻入，必将传染，此其病之微甚，亦在乎治之迟早耳。故凡作汤液，不可避晨夜，觉病须臾，即宜速治，则易愈矣。仲景曰：凡发汗温服汤药，其方虽言日三服。若病剧不解，当促之，可半日中尽三服，即速治之意也。其或药病稍见不投，但有所觉，便可改易。若其势重，当一日一夜，晬时观之，一剂未退，即当复进一剂，最难者不过三剂，必当汗解。其有汗不得出者，即凶候也。

温病暑病 三三

温病暑病之作，本由冬时寒毒内藏，故至春发为温病，至夏发为暑病，此以寒毒所化，故总谓之伤寒。仲景曰：发热，不恶寒而渴者，温病也。暑病则尤甚矣。盖暑病者，即热病也，是虽与寒证不同，然亦因时而名，非谓其病必皆热也。此外如夏月中暑者，亦谓之暑病，则又非寒毒蓄留之证，在仲景则名之为中暍。义详暑证门，所当参阅。

温病暑病之治，宜从凉散，固其然也，然必表里俱有热证，方可治用清凉。若值四时寒邪客胜，感冒不正之气，表邪未解，虽外热如火，而内无热证可据者，不得以温暑之名，执以为热而概用凉药。

冬有非时之暖，或君相客热之令而病热者，名曰冬温。此与冬月正伤寒大异，法宜凉解，此舍时从证也。若夏有寒者，其宜温亦然。

《素问》刺志论曰：气盛身寒，得之伤寒；气虚身热，得之伤暑。《伤寒论》曰：脉盛身寒，得之伤寒，脉虚身热，得之伤暑。此二论之言伤寒伤暑者，非即温病暑病之谓，盖单指夏月感触时气者，所当辨其为寒为暑，而寒则宜温，暑则宜清也。身寒者，言受寒憎寒；身热者，言受热发热，非曰身冷者方是伤寒，身热者乃是伤暑也。但此二论，则一曰气盛气虚，一曰脉盛脉虚，词若异而理则一也。故凡察气者，当在形色，察脉者，当在本元，合而观之，则见理精矣。

发　斑 三四

发斑证，轻则如疹子，重则如锦纹。其致此之由，虽分数
种，然总由寒毒不解而然。如当汗不汗，则表邪不解；当下不
下，则里邪不解；当清不清，则火盛不解；当补不补，则无力
不解；或下之太早，则邪陷不解；或以阳证误用温补，则阳亢
不解；或以阴证误用寒凉，则阴凝不解。凡邪毒不解，则直入
阴分，郁而成热，乃致液涸血枯，斑见肌表，此实毒邪固结，
营卫俱剧之证也。但斑有微甚，势有重轻，轻者细如蚊迹，或
先红而后黄；重者成粒成片，或先红而后赤。轻者只在四肢，
重者乃见胸腹；轻者色淡而隐，重者色紫而显。若见黑斑，或
大便自利，或短气，或二便不通，则十死九矣。凡病伤寒，而
汗下温清俱不能解，及足冷耳聋，烦闷咳呕者，便是发斑
之候。

成无己曰：大热则伤血，热不散，里实表虚，热邪乘虚出
于皮肤而为斑也，慎不可发汗，若汗之，重令开泄，更增斑烂
也。自后诸家所述，皆同此说，余则以为不然。盖凡伤寒之
邪，本自外而入，深入不解，则又自内而出，此其表里相乘，
势所必至，原非表虚证也，但使内外通达，则邪必由表而解
矣，即如犀角地黄汤，乃治斑之要药，人知此汤但能凉血清
毒，而不知此汤善解表散邪，若用之得宜，则必通身大汗，热
邪顿解，何为不可汗耶？由此言之，则凡脉数无汗，表证俱在
者，必须仍从解散。

凡治发斑，须察表里。如瘟疫不解，热入血室，舌焦、烦热发斑者，犀角地黄汤；内外俱热，阳明狂躁，大渴发斑者，白虎汤；或加人参；阳毒赤斑，狂言见血者，阳毒升麻汤；疫疠发斑，大热而燥者，三黄石膏汤；火郁于经，寒邪不解，脉仍滑数而发斑者，一柴胡饮；阳明外邪，阳毒不解者，升麻汤；脾肾本虚，外邪不解而发斑者，五柴胡饮；阳明表邪不解，温热发斑者，柴胡白虎煎，温热毒盛，咽痛发斑者，玄参升麻汤；阴虚水亏，血热发斑者，玉女煎；阴虚血燥，大热大渴发斑者，归葛饮，内虚外实阴盛格阳发斑者，大温中饮；太阳阳明恶热，大便秘结，邪毒在腑发斑者，调胃承气汤。

凡本非阳证，妄用寒凉者，每令人泄泻，邪陷不解，余常用大温中饮、理阴煎之类，解寒托邪，始得大汗，汗后邪达，多有见赤斑风饼随汗而出，随出随没，顷刻即愈，活者多人矣。凡寒毒为斑，即此可见，使内托无力，则此毒终无出期，日深日甚，难乎免矣。此理甚微，不可不察。

发　黄 三五

凡发黄黄疸等证，多由湿热。如小水不利，或黄或赤，或小腹胀满不痛，或大便实而渴甚，脉来沉实有力，皆湿热之证。轻则茵陈五苓散，重则茵陈汤，分利小便，清血泻火，则黄自退矣。然黄有阴证及诸治法，俱详《黄疸门》，宜参用之。

仲景曰：太阳病，脉浮而动数，头痛发热，微盗汗出，而反恶寒者，表未解也，医反下之，则为结胸；若不结胸，但头汗出，小便不利，身必发黄也。曰：阳明病无汗，小便不利，心中懊憹者，身必发黄。阳明病，发热汗出者，此为热越，不能发黄也。但头汗出，身无汗，齐颈而还，小便不利，渴饮水浆者，此为瘀热在里，身必发黄，茵陈蒿汤主之。曰：伤寒，脉浮而缓，手足自温者，系在太阴，身当发黄，若小便自利者，不能发黄，至七八日大便硬者，为阳明病也。曰：伤寒，发汗已，身目为黄，所以然者，以寒湿在里不解故也。以为不可下也，于寒湿中求之。伤寒身黄发热者，栀子柏皮汤主之。

孙真人曰：黄疸脉浮者，当以汗解之，宜桂枝加黄芪汤。

发 狂 三六

伤寒发狂，本阳明实热之病，然复有如狂证者，虽似狂而实非狂，此中虚实相反，最宜详辨，不可忽也。凡实热之狂，本属阳明，盖阳明为多气多血之经，阳邪传入胃腑，热结不解，因而发狂。《内经》阳明脉解篇曰：胃者土也，故闻木音而惊者，土恶木也。其恶火者，热甚则恶火也。其恶人者，以阳明厥则喘而惋，惋则恶人也。其病甚则弃衣而走，登高而歌，或数日不食，或逾垣上屋者，以四肢为诸阳之本，阳盛则四肢实，实则能登高也。其弃衣而走者，以热盛于身也。其妄言骂詈，不避亲疏而歌者，以阳盛为邪也。又曰：阴不胜其阳，则脉流薄疾，并乃狂。又曰：邪入于阳则狂。是皆以阳明热邪上乘心肺，故令神志昏乱若此，此阳狂也。然伤寒病至发狂，是为邪热已极，使非峻逐火邪，则不能已。故但察其大便硬结，或腹满而坚，有可攻之证，则宜以大小承气，或凉膈散、六一顺气汤之类，下之可也。如无胀满实坚等证，而惟胃火致然者，则但以白虎汤、抽薪饮之类，泄去火邪，其病自愈。

如狂证本非实热发狂，其证亦有轻重。如仲景曰：太阳病不解，热结膀胱，其人如狂。其外证不解者，尚未可攻，当先解其外，外已解，但少腹急结者，乃可攻之。宜桃仁承气汤。又曰：太阳病，六七日，表证仍在，脉微而沉，反不结胸，其人如狂者，以热在下焦，少腹当硬满。小便自利者，下其血乃愈，抵当汤主之。按：此二条，以太阳热邪不解，随经入腑，但未至发狂，故曰如狂。此以热搏血分，蓄聚下焦，故宜下也。

近见伤寒家则别有如狂之证，古人所未及言者。盖或由失志而病，其病在心也；或由悲忧而病，其病在肺也；或由失精而病，其病在肾也；或由劳倦思虑而病，其病在肝脾也。此其本病已伤于内，而寒邪复感于外，则病必随邪而起矣。其证如狂，亦所谓虚狂也。而虚狂之证，必外无黄赤之色、刚暴之气，内无胸腹之结、滑实之脉，虽或不时躁扰，而禁之则止，口多妄诞，而声息不壮，或眼见虚空，或惊惶不定，察其上则口无焦渴，察其下则便无硬结，是皆精气受伤，神魂不守之证。此与阳极为狂者，反如冰炭，而时医不能察，但见错乱，便谓阳狂，妄行攻泻，必致杀人。凡治此者，须辨阴阳。其有虚而挟邪者，邪在阳分，则宜补中益气汤之类，邪在阴分，则宜补阴益气煎之类。虚而无邪者，在阳分，则宜四君、八珍、十全大补汤、大补元煎之类；在阴分，则宜四物、六味、左归饮、一阴煎之类。阴虚挟火者，宜加减一阴煎二阴煎之类，阳虚挟寒者，宜理中汤、回阳饮、八味汤、右归饮之类。此方治之宜，大略如此，而变证之异，则有言不能传者，能知意在言表，则知所未言矣。

凡身有微热，或面赤戴阳，或烦躁不宁，欲坐卧于泥水中，然脉则微弱无力，此阴证似阳也，名为阴躁。盖以阳虚于下，则气不归原，故浮散于上，而发躁如狂。速当温补其下，命门暖则火有所归，而病当自愈。若医不识此而误用寒凉者，必死。

发狂，下利谵语者，不治。狂言，反目直视者，为肾绝，死。汗出后辄复热，狂言不食者，死。

风　湿 三七

仲景论曰：太阳病，关节疼痛而烦，脉沉而细者，此名湿痹。其人小便不利，大便反快，但当利其小便。曰：湿家之为病，一身尽痛，发热，身色如熏黄。湿家，其人但头汗出，背强，欲得被覆向火。若下之早则哕，胸满，小便不利，舌上如苔者，以丹田有热，胸中有寒，渴欲得水而不能饮，口燥烦也。湿家下之，额上汗出，微喘，小便不利者死，利下不止者亦死。

论曰：风湿相搏，一身尽疼痛，法当汗出而解，值天阴雨不止，医云此可发汗，汗之病不愈者，何也？曰：发其汗，汗大出者，但风气去，湿气在，是故不愈也。若治风湿者，发其汗，但微微似欲汗出者，风湿俱去也。湿家，病身上疼痛，发热面黄而喘，头痛鼻塞而烦，其脉大，自能饮食，腹中和无病，病在头中寒湿，故鼻塞，纳药鼻中则愈。病者一身尽疼，发热日晡所剧者，此名风湿，此病伤于汗出当风，或久伤取冷所致也。

论曰：伤寒八九日，风湿相搏，身体疼烦，不能自转侧，不呕不渴，脉浮虚而涩者，桂枝附子汤主之。若其人大便硬，小便自利者，桂枝汤去桂加白术主之。风湿相搏，骨节烦疼，掣痛不得屈伸，近之则痛剧，汗出短气，小便不利，恶风不欲去衣，或身微肿者，甘草附子汤主之。

结　胸 三八

仲景曰：病有结胸，其状何如？答曰：按之痛，寸脉浮，关脉沉，名曰结胸也。曰：病发于阳而反下之，热入因作结胸；病发于阴而反下之，因作痞。所以成结胸者，以下之太早故也。曰：结胸，脉浮大者不可下，下之即死。曰：结胸证悉具，烦躁者亦死。

论曰：太阳病，脉浮而动数，头痛发热，微盗汗出，而反恶寒者，表未解也，医反下之，胃中空虚，阳气内陷，心下因硬，而为结胸，大陷胸汤主之。曰：太阳病，重发汗而复下之，不大便五六日，舌上燥而渴，日晡所小有潮热，从心下至少腹硬满而痛不可近者，大陷胸汤主之。按：此二条，皆言太阳表证未解，因误下之而成结胸也。

论曰：伤寒五六日，呕而发热者，此柴胡汤证具，而以他药下之，其柴胡证仍在者，当复与柴胡汤，必蒸蒸而振，却发热汗出而解。若心下满而硬痛者，此为结胸也，大陷胸汤主之，但满而不痛者，此为痞，柴胡不中与之，宜半夏泻心汤。按：此一条以少阳表证未解，因误下之而成结胸也。

论曰：太阳少阳并病，而反下之，成结胸，心下硬，下利不止，水浆不入，其人烦心。按：此一条，以太阳少阳并病，二经表邪未解，亦因误下而成结胸也。

论曰：阳明病，心下硬满者，不可攻之，攻之利遂不止者死，利止者愈。按：此一条，谓阳明邪气入腑者，必腹满便结，今惟心下硬，以邪气尚浅，未全入腑，故不可攻。此虽非结胸，而实亦结胸之类，盖不由误下，而因阳明之邪渐深也。

论曰：伤寒六七日，结胸热实，脉沉而紧，心下痛，按之石硬者，大陷胸汤主之。按此一条，不云下早，而云热实，其于六七日，脉沉紧而心下硬痛者，此伤寒传里之实邪，有不因误下而成结胸者，乃伤寒之本病也。

愚按：结胸一证，观《伤寒论》所载，如前数条，凡太阳表邪未解而误下者，成结胸，少阳证亦然，太阳少阳并病者亦然，此不当下而误下之，以致脏气空虚，外邪乘虚内陷，结于胸膈之间，是皆因下而结者也，又曰伤寒六七日结胸，热实脉沉而紧，心下痛，按之石硬者，此不因下而邪实渐深，结聚于胸者也。然则结胸一证，有因误下而成者，有不因下而由于本病者，观近代伤寒诸书，云未经下者，非结胸也，岂不谬哉？

结胸证，观仲景所言，惟太阳少阳二经误下者有之，而阳明一经独无言及者，何也？盖凡病入阳明，胃腑已实，故可下之而无害也。然又曰：阳明病，心下硬满者，不可攻之，攻之利不止者死。此岂非阳明在经表证，邪未入腑者，亦为不可下乎？不惟三阳为然，即三阴之证，其有发热恶寒，表邪未解者，切不可下，最当慎也。

结胸证治之辨。凡心腹胀满硬痛，而手不可近者，方是结胸；若但满不痛者，此为痞满，非结胸也。凡痞满之证，乃表邪传至胸中，未入于腑，此其将入未入，犹兼乎表，是即半表半里之证，只宜以小柴胡之属加枳壳之类治之，或以本方对小陷胸汤亦妙。今余新方制有柴陈煎及一柴胡饮之类，皆可择而用之也。至于结胸之治，则仲景俱用大陷胸汤主之。然以余之见，则惟伤寒本病，其有不因误下，而实邪传里，心下硬满，痛连小腹而不可近，或燥渴谵妄，大便硬，脉来沉实有力者，此皆大陷胸汤所正宜也。其于太阳少阳表邪未解，因下早而致结胸者，此其表邪犹在，若再用大陷胸汤，是既因误下而复下之，此则余所未敢。不若以痞满门诸法，酌其轻重而从乎双解，以缓治之；或外用熨法，以解散胸中实邪，此余之屡用获效而最稳最捷者也。熨法见新方因类第三十。

阴厥阳厥 三九 附 脏厥 蛔厥

厥有二证，曰阳厥，曰阴厥也。阳厥者，热厥也，必其先自三阳传入阴分，故其初起，必因头疼发热，自浅入深，然后及于三阴，变为四肢逆冷，或时乍温，其证必便结躁烦，谵语发渴，不恶寒，反恶热，脉沉有力。此以传经热证所化，外虽手足厥冷，内则因于热邪，阳证发厥，故为阳厥，乃阳极似阴也。其证由邪热内结或伏阳失下之所致也。凡厥微则热亦微，宜四逆散之类；厥甚则热亦甚，宜承气汤之类也。厥阴者，寒厥也，初无三阳传经实热等证，而真寒直入三阴，则畏寒厥冷，腹痛吐泻，战栗不渴，脉沉无力者，此阴寒厥逆，独阴无阳也，故为阴厥。轻则理中汤，重则四逆、回阳等汤主之。

成无己曰：四逆者四肢不温也。伤寒邪在三阳，则手足必热，传到太阴，手足自温，至少阴则邪热渐深，故四肢逆而不温也。及至厥阴，则手足厥冷，是又甚于逆，故用四逆散，以散其传阴之热证。

论曰：诸四逆厥者，不可下之，虚家亦然。成无己注曰：四逆者，四肢不温也；厥者，手足冷也，甚于四逆也。皆阳气少而阴气多，故不可下，虚家亦然。《金匮玉函》曰：虚者十补，勿一泻之。

论曰：凡厥者，阴阳气不相顺接，便为厥，厥者，手足逆冷是也。病者手足厥冷，言我不结胸，小腹满，按之痛者，此冷结在膀胱关元也。伤寒发热四日，厥反三日，复热四日，厥少热多，其病当愈。伤寒厥四日，热反三日，复厥五日，其病为进。寒多热少，阳气退，故为进也。若厥而呕，胸胁烦满者，其后必便血。

论曰：少阴病，下利清谷，里寒外热，手足厥逆，脉微欲绝，身反不恶寒，其人面赤色，或腹痛，或干呕，或咽痛，或利止脉不出者，通脉四逆汤主之。伤寒脉促，手足厥逆者，可灸之。伤寒脉滑而厥者，里有热也，白虎汤主之。手足厥寒，脉细欲绝者，当归四逆汤主之。若其人内有久寒者，宜当归四逆加吴茱萸生姜汤主之。大汗出，热不去，内拘急，四肢疼，又下利厥逆而恶寒者，四逆汤主之。大汗，若大下利而厥逆者，四逆汤主之。病人手足厥冷，脉乍紧者，邪结在胸中，心中满而烦，饥不能食者，病在胸中，当须吐之，宜瓜蒂散。伤寒厥而心下悸者，宜先治水，当服茯苓甘草汤，却治其厥。不尔，水渍入胃，必作利也。下利清谷，里寒外热，汗出而厥者，通脉四逆汤主之。呕而脉弱，小便复利，身有微热，见厥者难治，四逆汤主之。

按：阳厥阴厥，其辨如前，此先哲之大法也。然余则犹有所辨，如阴厥一证，既无阳证阳脉，而病寒若此，明是阴证，今人但曰中寒者，即其病也。然犯此者无几，知此者无难，治宜温中，无待辨也。惟是阳厥一证，则有不得不辨者。夫厥由三阳所传，是为阳厥，此固然矣，即以传经者言之，又岂尽无阴证乎？故凡病真阳不足者，即阳中之阴厥也；脉弱无神者即阳中之阴厥也；攻伐清凉太过者，即阳中之阴厥也。四肢为诸阳之本，使非有热结、烦渴、胀实等证，而见厥逆者，皆由阳气不足也。成无己曰：大抵厥逆为阴所主，寒者多矣。又曰：厥为阴之盛也。故凡属挟虚伤寒，则虽自阳经传入者，是亦阳中之阴厥也。阴中之阴者宜温，阳中之阴者，果宜凉乎？学者勿谓其先有头疼发热，但自三阳传至者，便为阳厥，而寒因热用之，则为害不小矣。

脏厥证。仲景曰：伤寒脉微而厥，至七八日肤冷，其人躁无暂安时者，此为脏厥。脏厥者死，阳气绝也。

蛔厥证。仲景曰：蛔厥者，其人当吐蛔，今病者静，而复时烦，此为脏寒，蛔上入膈，故烦。须臾复止，得食而呕，又烦者，蛔闻食臭出，其人当自吐蛔。蛔厥者，乌梅丸主之。成无己曰：脏厥者死，阳气绝也。蛔厥虽厥而烦，吐蛔已则静，不若脏厥而躁无暂安时也。病人脏寒胃虚，故宜与乌梅丸温脏安虫。

谵语郑声 四十

论曰：实则谵语，虚则郑声，此虚实之有不同也。夫谵语郑声，总由神魂昏乱而语言不正，又何以分其虚实？但谵语者，狂妄之语也；郑声者，不正之声。谵语为实，实者邪实也。如伤寒阳明实热，上乘于心，心为热冒，则神魂昏乱而谵妄不休者，此实邪也。实邪为病，其声必高，其气必壮，其脉必强，其色必厉，凡登高骂詈，狂呼躁扰之类皆是也。此之为病，有燥粪在胃而然者，有瘀血在脏而然者，有火盛热极而然者，有腹胀便秘、口疮咽烂而然者。察其果实，即当以三承气，或白虎汤、凉膈散之类治之，郑声为虚，虚者神虚也。如伤寒元神失守，为邪所乘，神志昏沉而错乱不正者，此虚邪也。虚邪为病，其声必低，其气必短，其脉必无力，其色必萎悴，凡其自言自语，喃喃不全，或见鬼怪，或惊恐不休，或问之不应、答之不知之类皆是也。此之为病，有因汗亡阳，因下亡阴而然者；有焦思抑郁，竭厥心气而然者；有劳力内伤，致损脾肾而然者；有日用消耗，暗残中气而然者。凡其或虽起倒，而遏之即止，终不若实邪之难制者，即虚邪也。察其果虚，最忌妄行攻伐，少有差谬，无不即死。治此者，速宜察其精气，辨其阴阳，舍其外证，救其根本，稍迟犹恐不及，而况于误治乎？甚至有自利身寒，或寻衣撮空，面壁啐啐者，尤为逆候，盖谵妄一证，最于虚损者不宜有之，故凡身有微热，脉见洪滑者生，心多烦躁，脉见微弱细急而逆冷者死。所以证逢虚损，而见有谵妄者，即大危之兆，不可不加之意也。

衄　血 四一

杂病衄血，责热在里；伤寒衄血，责热在表。论曰：伤寒小便清者，知不在里，仍在表也，当发其汗；若头痛者，必衄，宜桂枝汤。曰：伤寒脉浮紧，不发汗，因致衄者，麻黄汤主之。此以伤寒之衄，为其热不在里，在表而然也。然又论曰：衄家不可发汗。而何以复用桂枝、麻黄等汤？盖衄由乎阴者，以阴虚火动也，故不宜再汗以亡阴；衄由乎阳者，以表邪未解也，故当用桂枝、麻黄以发散。又论曰：太阳病，脉浮紧，发热身无汗，自衄者愈。此以表邪欲解，不从汗而从血，俗人谓之红汗，所以衄后当愈也。由此观之，则有因衄而愈者，以经通而邪散也，有治衄仍当发散者，以邪之将解未解，而因散其余邪也，治衄之法，于斯可见。若寒气不甚，而用麻黄、桂枝，似属太刚，或易以柴葛之类，自无不可，用者其酌之。

论曰：阳明病，口燥但欲漱水不欲咽者，此必衄。盖阳明之脉络于口鼻，今其漱水不欲咽者，以热在经而里无热，故当鼻衄也。

一有动阴血者，又非衄血之谓。论曰：少阴病，但厥无汗而强发之，必动其血，未知从何道出，故或从口鼻，或从目出者，是名下厥上竭。此阴血也，乃为危证。

蓄 血 四二

伤寒蓄血者，以热结在里，搏于血分，留瘀下焦而不行也。论曰：伤寒有热，少腹满，应小便不利，今反利者，为有血也。又曰：太阳病，身黄脉沉结，少腹硬，小便不利者，为无血也。小便自利，其人如狂者，血证谛也。大抵热蓄血分，留结下焦则生狂躁，论曰：热结膀胱，其人如狂者是也。然又有阳明证，其人喜忘，屎虽硬，而大便反快，其色黑者，是亦蓄血之证。故凡诊伤寒，但其少腹硬满而痛，便当问其小便，若小水自利者，知为蓄血之证，盖小水由于气化，病在血而不在气，故小便利而无恙也。血瘀于下者，血去则愈，其在仲景之法，则以抵当汤、抵当丸主之。愚谓但以承气之类，加桃仁、红花以逐之，或其兼虚者，以玉烛散之类下之，则蓄血自去，而病无不除矣。

成无己曰：伤寒衄者，以邪气不得发散壅盛于经，逼迫于血，因而致衄也。蓄血者，下焦结聚，而不行不散也。血菀于上而吐血者，谓之薄厥，留瘀于下者，谓之蓄血。此由太阳经瘀热在里，搏蓄下焦所致。经曰：太阳病七八日，表证仍在，脉沉而微，反不结胸，其人如狂者，以热在下焦，少腹当硬满，小便自利者，下血乃愈。

热入血室 四三

论曰：阳明病，下血谵语者，此为热入血室，是兼男女而言也。曰：妇人中风，七八日续得寒热，发作有时，经水适断者，此为热入血室，其血必结，故使如疟状，发作有时，小柴胡汤主之。曰：妇人中风，脉迟身凉，而证如结胸者，当刺期门。曰：妇人伤寒，经水适来，昼日了了，暮则谵语者，无犯胃气及上二焦，必自愈。

按：血室者，即冲任血海也，亦血分也。凡血分之病，有蓄血者，以血因热结而留蓄不行也；有热入血室者，以邪入血分而血乱不调也。故血蓄者，去之则愈；血乱者，调之则安，调之之法，则热者宜凉，陷者宜举，虚者宜滋，瘀者宜行，邪未散者宜解也。然此皆病在下焦，故曰无犯胃气及上二焦，必自愈，是又不可不察。

胸胁腹满 四四

凡邪气自表传里，必先入胸膈，以次渐从胁肋而后入胃，邪气入胃，乃为入腑，是以胸满者犹属表证，胁满则半表半里也。大抵胸满者犹属表证，胁满则半表半里也。大抵胸胁满者，以邪气初入于里，气郁不行，所以生满，尚未停聚为实，故但从和解，以小柴胡之属则可愈矣。若果实邪在上，留滞不能散者，乃可吐之。华元化曰：四日在胸，吐之则愈。是因邪已收聚而未及散漫者，乃可吐也。在仲景用栀子豉汤或瓜蒂散之属，栀子豉汤可吐客热，瓜蒂散可吐实痰。其或一时药有不便，余有吐法在《新方》攻阵中，可以代之，或即以和解之药探而吐之，无不可也。

腹满证，按华元化曰：伤寒一日在皮，二日在肤，三日在肌，四日在胸，五日在腹，六日在胃，入胃即为入腑即在腹也。若腹虽满而未甚者，犹是未全入腑，不可攻也。然腹满之证，有虚实也，有寒热也，不可一概皆以实论。观《金匮要略》曰：腹满不减，减不足言，当下之。是不减者为实满也。又曰：腹满时减，复如故，此虚寒从下上也，当以温药和之。是或进或退，时或减而时复如故者，本非结聚实邪，此虚满也。大抵腹满之证，本属太阴，若是阳邪，则必咽干烦热，脉实有力；若是阴邪，则必腹满吐食，畏寒自利，脉息无神，可以辨之。实热者可清可攻，虚寒者宜温宜补也。

呕吐哕证 四五

呕者，有声无物；吐者，吐出食物也。呕者有寒有热，吐则皆因胃寒也。凡呕而发热烦闷者，邪热为呕也；呕而吞酸冷咽，涎沫沉沉者，寒邪为呕也。大抵伤寒表邪将传入里，里气相逆则为呕，是以半表半里之邪，其证多呕，若邪全在表，无是证也。凡邪在半表半里者，和之散之，气逆者顺之，有痰者降之，热者清之，寒者温之。《千金》云：呕家多服生姜，此是呕家圣药，然呕家虽有阳明证，不可攻之，盖其气逆在上，而邪未入腑，本非胃实证也。气逆于上而攻其下，下虚则逆气乘之，势必大危，若脉微弱者，乃为尤甚。

凡伤寒三阳传毕，三阴当受邪矣。若其人反能食而不呕，此为邪不入阴，是知邪之传里者，乃致为呕也。观干姜附子汤证治云：不呕不渴者为里无热；十枣汤证治云：干呕，短气，汗出，不恶寒者，此表解里未和也。即此观之，则凡呕者，知为里证，而兼烦渴者，方为内热也。

仲景论曰：食谷欲呕者，属阳明也，吴茱萸汤主之。得汤反剧者，属上焦也。曰：少阴病，吐利，手足厥冷，烦躁欲死者，吴茱萸汤主之。

论曰：病人脉数，数为热，当消谷引饮，而反吐者，此以发汗，令阳气微，膈气虚，脉乃数也。数为客热，不能消谷，以胃中虚冷故吐也，东垣曰：邪热不杀谷，故热邪在胃则不食。

论曰：阳明病不能食，攻其热必哕，所以然者，胃中虚冷故也。以其人本虚，故攻其热必哕。若胃中虚冷不能食者，饮水则哕。若膈上有寒饮，干呕者，不可吐也，急温之，宜四逆汤。

论曰：伤寒哕而腹满，视其前后，知何部不利，利之则愈。治哕诸法，详呃逆门。

劳力感寒 四六

凡因辛苦劳倦而病者，多有患头痛发热恶寒，或骨腿酸疼，或微渴，或无汗，或自汗，脉虽浮大而无力，亦多紧数，此劳力感寒之证，即东垣云内伤证也，宜补中益气汤，或补阴益气煎，及五福饮等剂为良，所谓温能除大热，即此类也。若或邪盛无汗，脉见洪数而当和解者，即当用《新方》散阵诸柴胡饮之类主之。

凡劳力感寒一证，人皆以服役辛苦之人为言，而不知凡为名利所牵，有不自揣，以致竭尽心力而患伤寒者，皆其类也。故凡有形劳而神不劳者，劳之轻者也。若既劳其神，又劳其形，内外俱劳，则形神俱困，斯其甚矣。今人之病伤寒者，率多此类，轻者和解，治宜如前，重者速宜救本，当于后开培补诸方，择而用之，庶乎有济。倘不知其所致之由，而概施混治，但知攻邪，则未有不误人者矣。此即劳倦内伤之类，诸义俱详本门。

虚　证 四七

仲景曰：阳微则恶寒，阴弱则发热，是寒热之有虚也。曰：其人本虚，是以发战，是战汗之皆因虚也。曰：耳聋无闻者，阳气虚也。曰：面赤戴阳者，阴不足也。曰：无阳不能作汗，必身冷而脉迟也。曰：客热不能杀谷，胃中虚冷也。曰：病人脉数，数为热，当消谷引食，而反吐者，此以发汗，令阳气微，膈气虚，脉乃数也。数为客热，不能消谷，以胃中虚冷，故吐也。曰：虚则郑声，以言语乱而不正也。曰：身蹄恶寒而利，因冷极而为厥逆也。曰：尺中脉微，此里虚，须表里实，津液自和，便自汗出愈。曰：脉促厥冷者宜灸，以促脉有非因热也。曰：头疼呕吐之宜温，以头疼之有属阴也。曰：不利而利，发热汗出者，有阴无阳也。曰：少阴脉沉者，汗后热不去，而厥利恶寒者，皆宜急温也。曰：旧有微溏者，不可与栀子汤，以里虚而寒在下也。曰：阳明病，不能食，攻其热必哕，所以然者，胃中虚冷故也。饮之水亦哕也。曰：小便色白者，以下焦之虚寒也。曰：自利不渴者，以脏中之无火也。曰：邪中于阴者，必生内栗，因表气虚而里气不守也。曰：发汗过多，其人叉手自冒心，心下悸而欲得按者，亡其阳也。曰：发汗病不解而反恶寒者，虚故也。曰：脉阴阳俱紧，反汗出者，亡其阳也。

　　诸脉有虚证，见前卷。

　　忌汗下各有虚证，见前卷。

　　表里五脏各有虚实，详卷一《传忠录》虚实辨中，俱当互阅。

动　气 四八

　　论曰：诸动气者，不可发汗，亦不可下。按：此动气一证，即筑筑然动于脐旁，及左乳之下曰虚里者，皆其联络者也。考之《难经》，则以脐之上下左右，分心肾肝肺四脏，而各列其证。在《伤寒论》所载亦详。成无己曰：动气者，脏气不治，正气内虚也。虽诸说如此，然皆未尽其要，所以今之医家，多不识此为何证，而且疑为未见此证也。余尝留心察此，所见极多。盖动气之在脐旁者，皆本于下焦之阴分，凡病关格劳损者，多有此证，而尤于瘦薄者易见之。其动之微者，则止于脐旁上下，其动之甚者，则连及虚里心胁，真若眷眷连续，而浑身皆振动者，此以天一无根，故气不蓄脏，而鼓动于下，诚真阴不守，大虚之候也。何以验之？但察于呼吸饥饱之顷，可得其征。凡病此者，馁时则动甚，饱时则稍缓；呼出则动甚，吸入则稍缓，但虚甚者动必甚。虚微者动亦微，岂非虚实之明证乎？即在病者，虽常觉其振动，而无疼无痒，尚不知为何故，医家多不以为意，弗能详察，故不知为何病，此动气之不明也久矣。此动气之见于虚损者极多，而见于伤寒者亦不少。精虚者既不可汗，阴虚者又不可下，仲景但言其禁而不言其治，然则动气之治，岂无法乎？独于霍乱条中云：脐上筑者，肾气动也，用理中丸去术加桂四两以治之。此其意在脾肾，概可知也。然余之治此，则惟直救真阴，以培根本，使其气有所归，无不获效。欲察虚实者，最不可忽此一证，《类经》虚里穴下有详注，当并考之。

战　汗 四九

论曰：脉浮而紧，按之反芤，此为本虚，故当战而汗出也。其人本虚，是以发战以其脉浮，故当汗出而解。若脉浮大而数，按之不芤，此本不虚，故其欲解，则但汗出而不发战也。

战与栗异，战由乎外，栗由乎内也。凡伤寒欲解将汗之时，若其正气内实，邪不能与之争，则但汗出自不作战，所谓不战，应知体不虚也，若其人本虚，邪与正争，微者为振，甚则为战，正胜邪则战而汗解矣。故凡邪正之争于外者则为战，战其愈者也；邪正之争于内者则为栗，栗其甚者也。论曰：阴中于邪，必内栗也。夫战为正气将复，栗则邪气肆强，故伤寒六七日，有但栗不战，竟成寒逆者，多不可救。此以正气中虚，阴邪内盛，正不胜邪，而反为邪气所胜。凡遇此证，使非用大补温热之剂，及艾灼回阳等法，其他焉得而御之。

余尝治一衰翁，年逾七旬，陡患伤寒，初起即用温补，调理至十日之外，正气将复，忽尔作战，自旦至辰，不能得汗，寒栗危甚，告急于余，余用六味回阳饮，入人参一两，姜附各三钱，使之煎服。下咽少顷，即大汗如浴，时将及午，而浸汗不收，身冷如脱，鼻息几无，复以告余，余令以前药复煎与之。告者曰：先服此药，已大汗不堪，今又服此，尚堪再汗乎？余笑谓曰：此中有神，非尔所知也。急令再进，遂汗收神复，不旬日而起矣。呜呼！发汗用此，而收汗复用此，无怪乎人之疑之也。而不知汗之出与汗之收，皆元气为之枢机耳。故余记此，欲人知阖辟之权，不在乎能放能收，而在乎所以主之者。

头 汗 五十

头汗之证有二：一为邪热上壅，一为阳气内脱也。盖头为诸阳之会，凡伤寒遍身得汗者，谓之热越，若身无汗，则热不得越而上蒸阳分，故但头汗出也。治热蒸者，可清可散，甚者可下，在去其热而病自愈。至若气脱一证，则多以妄下伤阴，或克伐太过，或泄泻不止，以致阴竭于下，则阳脱于上，小水不通，而上见头汗，则大危矣。

论曰：伤寒五六日，头出汗，微恶寒，手足冷，心下满，口不欲食，大便难，脉细者，此为阳微结，乃半在里半在外也。脉虽沉紧，不得为少阴病，所以然者，阴不得有汗，今头汗出，故知非少阴也，可与小柴胡汤，得屎而解。曰：伤寒五六日，已发汗而复下之，胸胁满微结，小便不利，渴而不呕，但头汗出，往来寒热，心烦者，此为未解也，柴胡桂枝干姜汤主之。

论曰：伤寒十余日，但结胸无大热者，此为水结在胸胁也，但头汗出者，大陷胸汤主之。曰：阳明病，下血谵语者，此为热入血室，但头汗出者，刺期门，随其实而泻之，濈然汗出则愈。

论曰：太阳病，医反下之，若不结胸，但头汗出，余处无汗，剂颈而还，小便不利，身必发黄也。曰：阳明病，但头汗出，小便不利，必发黄。

论曰：湿家下之，额上汗出，微喘，小便不利者死，若下利不止者亦死。

《脉经》曰：阳气上出，汗见于头者，盖阳脱也。

头汗，脉紧数，有表邪当散者，宜小柴胡汤，或柴胡桂枝干姜汤，及新方诸柴胡饮，俱可酌用。若有火邪，脉洪滑，内多烦热，头汗，当清者，宜人参白虎汤、益元散之类主之。若水结胸，心下满，头汗出者，或大陷胸汤，或小半夏茯苓汤。若便结，腹胀疼痛，头汗者，宜承气汤。若诸虚泄泻，阳脱头汗者，宜速用独参汤，或大补元煎、六味回阳等饮，作急救之，庶可保全。

吐 蛔 五一

凡治伤寒，若见吐蛔者，虽有大热，忌用凉药，犯之必死。盖胃中有寒，阳气弱极，则蛔逆而上，此大凶之兆也。急用炮姜理中汤一服，加乌梅二个，花椒一二十粒，服后待蛔定，然后以小柴胡或补中益气等剂，渐治其余。盖蛔闻酸则静，见苦则安也。仲景曰：病人有寒，复发汗，胃中冷，必吐蛔。蛔厥证见前三十九。

腹 痛 五二

陶节庵曰：伤寒腹痛有四，若绕脐硬痛，大便结实，烦渴者，皆属燥屎痛，急用寒药下之。因食积而痛者，治亦同。

若小腹硬痛，小水自利，大便黑，身目黄者，属蓄血痛，亦用寒剂加行血药，下尽黑物自愈。

凡伤寒腹中痛甚，但将凉水一盏，与病者饮而试之，若饮水后痛稍可者属热痛，当用凉药清之。以上三条，皆实热痛也，必脉来沉实有力，方是此证，若微弱者，仍当详审，从缓治之。

若饮水愈加作痛，此为寒痛，当用温药和之。和之不已，而或四肢厥冷，呕吐泻利者，急用热药救之。但须详脉之有力无力，方为良法。

下　利 五三

凡杂证下利，多责于寒，伤寒下利，有寒有热。盖热邪传里，则亦有下利之证，但寒利最多，热利则仅见耳。治者当辨寒热，若误用之，则为害最大。

仲景论曰：自利不渴者，属太阴，以其脏有寒故也，当温之，宜服四逆辈。少阴病二三日，至四五日，腹痛，小便不利，下利不止，便脓血者，桃花汤主之。少阴病吐利，手足厥冷，烦躁欲死者，吴茱萸汤主之。少阴病，下利，白通汤主之。少阴病，二三日不已，至四五日，腹痛，小便不利，四肢沉重疼痛，自下利者，此为有水气，其人或咳，或小便利，或下利，或呕者，真武汤主之。少阴病，下利清谷，里寒外热，手足厥逆，脉微欲绝，身反不恶寒，其人面色赤，或腹痛，或干呕，或咽痛，或利正脉不出者，四逆汤主之。大汗出，热不去，内拘急，四肢疼，下利厥逆而恶寒者，四逆汤主之。下利清谷，不可攻表，汗出必胀满。

按：此诸论，乃皆言寒利之当温也。如所云手足厥逆，恶寒腹痛，脉微欲绝，下利清谷之类，此固阴寒之甚者也。其于疑似之间，则犹有真辨：凡伤寒下利由热邪者，必有烦躁大热，酷欲冷水等证，亦必有洪滑强盛数实等脉，如果表里俱热，方可作火证论治。若其脉虽数而无力，外虽身热而不恶热，内虽渴而不喜冷，此其内本不热而病为下利者，悉属虚寒，治宜四逆汤、理中汤、温胃饮、胃关煎、五苓散之类，酌用可也。或表里寒邪俱甚，则当以麻桂饮相兼用之为最妥。若以寒利作热利，妄用寒凉，再损胃气，则无有不死。

论曰：下利，腹胀满，身体疼痛者，先温其里，乃攻其表，温里四逆汤，攻表桂枝汤。

按：此一条，乃言表里俱病而下利者，虽有表证，所急在里，盖里有不实，则表邪愈陷，即欲表之，而中气无力，亦不能散。故凡见下利中虚者，速当先温其里，里实气强，则表邪自解，温中可以散寒，即此谓也。

论曰：热利下重者，白头翁汤主之。下利，脉数，欲饮水者，以有热故也，白头翁汤主之。少阴病，下利，六七日，咳而呕渴，心烦不得眠者，猪苓汤主之。

按：此三条，乃言热利之当清也。但既云脉数，又欲饮水，是诚热矣。然寒邪在表，脉无不数，但数而有力者为阳证，数而无力者即阴证矣，泻利亡津，无有不渴，但渴欲饮水，愈多愈快者为阳证，若口虽欲水，而腹不欲咽者，即非阳证矣，此外，如渴欲茶汤者，乃泻渴之当然也，不得悉认为热证。

凡伤寒表邪未解，脉实滑数，喜冷气壮，内外俱热而下利者，宜柴苓煎主之。

论曰：少阴病，自利清水，色纯青，心下必痛，口干燥者，急下之，宜大承气汤。下利，三部脉皆平，按之心下硬者，急下之，宜大承气汤。下利谵语者，有燥屎也，宜小承气汤。

按：此三条，乃言下利之当攻者也。凡伤寒下利者，本非阳明实邪，不当谵语，今既谵语，故知有燥屎当去也。又若少阴下利，心下又痛又硬者，必有所积，故亦当下。

凡自利家，身凉脉小者为顺，身热脉大者为逆。此以外无表证，而病之在脏者言也。下利，日十余行，脉反实者死。发热，下利至甚，厥不止者死。直视谵语，下利者死。下利无脉，手足厥冷，灸之不温，脉不还者死。少阴病，自利，烦躁不得卧寐者死。大抵下利一证，为脱气至急，五夺之中，惟此为甚。《金匮要略》曰：六腑气绝于外者，手足寒，五脏气绝于内者，利下不禁，脏气既脱，不能治也。

协热下利 五十四

仲景曰：若不宜下而便攻之，内虚热入，协热遂利，烦躁，诸变不可胜数，轻者困笃，重者必死矣。太阳病二三日，不能卧，反下之，若利止，必作结胸。未止者，四日复下之，此作协热利也。太阳病，外证未除而数下之，遂协热而利，利下不止，心下痞硬，表里不解者，桂枝人参汤主之。阳明少阳合病，若脉数不解而下不止，必协热而便脓血也。

按：此四条乃皆言表证未除而误下之，因致外热未退，内复作利，故云协热下利，此一热字，乃言表热也，非言内热也。夫协者，协同之协，非挟藏之挟，即表里俱病之谓，故治此者，只有桂枝人参汤一方，其义显然可见。即如成无己《明理论》曰：表邪传里，里虚协热则利，乃亦以表邪为言也。奈何后学不明此义，只因协热二字，每每以表作里，以寒作热，但见作利者，无论表里虚实，即认为内热，便云协热下利。且近有不必误下，而妄用芩连治表热者，表证得寒，热愈不退，乃致下利，或脾胃素弱，逢寒即泄者，皆是此证，既见下利，益云协热，其谬孰甚？独不观仲景桂枝人参汤，岂治内热之剂乎！寒热倒施，杀人多矣，余因特表于此。

小　便 五五

凡伤寒小便清者，病不在里，仍在表也，当解表发汗，小便利者，病不在气分，而在血分，以小水由于气化也。

阳盛则欲衄，阴虚小便难。

凡病伤寒而小水利者多吉，以内邪不甚也。

仲景曰：阳明病汗出多而渴者，不可与猪苓汤，以汗多必胃燥，故不可复利小水也。

论曰：湿家之为病，一身尽痛，发热，身色如熏黄，其人但头汗出，背强，欲得被覆向火，舌上如苔者，以丹田有热，胸中有寒，渴欲得水而不能饮，此湿痹之候。其人小便不利，大便反快者，但当利其小便。

凡伤寒表证未除，病在阳分者，不可即利小便。盖走其津液，取汗愈难，且恐大便干结也。

死 证 五六

陶节庵曰：凡看伤寒，极要识各经中死证死脉，须一一理会过，免致临病疑惑。但见死证，便当以脉参之，如果有疑，切莫下药，虽至亲浼恳，亦不可治，倘有差失，咎将归于己矣。

脉浮而洪，身汗如油，喘而不休，水浆不入，形体不仁，乍静乍乱，此命绝也；汗出发润，喘而不休，此肺绝也；形如烟煤，直视摇头，此心绝也；唇吻色青，四肢振动，此肝绝也；环口黧黑，冷汗发黄，此脾绝也；溲便遗失，狂言，反目直视，此肾绝也。

少阴病，恶寒身踡而利，手足逆冷者，不治。少阴病，吐利躁烦，四逆者死。少阴病，四逆，身踡脉不至，不烦而躁者死。少阴病，六七日，息高者死。少阴病至五六日，自利，烦躁不得卧寐者死。少阴病，下利厥逆无脉，服药后，脉微续者生，脉暴出者死。少阴病，但厥无汗而强发之，必动其血，未知从何道出，或从口鼻，或从目出，是名下厥上竭，为难治。

阴病见阳脉者生，阳病见阴脉者死。脉纯弦者死。脉阴阳俱虚，热不止者死。脉阴阳俱盛，大汗出，热不解者死。手足逆冷，脉沉细，谵言妄语者死。脉证俱虚而见谵妄者死。伤寒六七日，脉微，手足厥冷，烦躁，灸厥阴，厥不还者死。寸脉上不至关为阳绝，尺脉下不至关为阴绝。此皆不治，决死也。伤寒下利，日十余行，脉反实者死。

伤寒病，胁下素有痞气，连于脐旁，痛引少腹入阴筋者，此名脏结，死。发热，下利厥逆，躁不得卧者死。发热，下利至甚，厥不止者死，直视谵语，喘满者死，下利者亦死。下利发热者亦死。发热而厥，七日，下利者难治。伤寒六七日，发热而利，汗出不止者死，有阴无阳故也。阳气前绝，阴气后绝者，阴证也，其人死后，身色必青；阴气前绝，阳气后绝者，阳证也，其人死后，身色必赤，腋下温，心下热也。

《金匮要略》曰：六腑气绝于外者，手足寒，五脏气绝于内者，利下不禁。盖伤寒发热，为邪气独甚，若下利至甚，厥不止，此以邪未解，而腑脏之气先绝，故死。

《灵枢》热病篇曰：热病不可刺者有九：一曰汗不出，大颧发赤，哕者死。二曰泄而腹满甚者死。三曰目不明，热不已者死。四曰老人婴儿，热而腹满者死。五曰汗不出，呕下血者死。六曰舌本烂，热不已者死。七曰咳而衄，汗不出，出不至足者死。八曰髓热者死。九曰热而痉者死，腰折瘛疭齿噤齘也。

伤寒逆证赋 五七

伤寒难疗，逆证须知。阳病怕逢阴脉，谵语阴证非宜。乍疏乍数脉之忌，口张目陷舌如煤。干呕出气，骨节痛而呃逆弗已；发斑发黄，大便利而先赤后灰。霍乱躁烦，心下闷而喘胀；腹膨呃逆，下泄利而难溲。四肢厥逆，眼定腹疼如石；内外关格，头汗阳脱溲迟。头连胸痛四肢冷，声哑唇疮狐惑悲。七日已过复大热，喘逆上气脉散危。阴阳易，脉离经而外肾肿；手足挛拳加腹痛，阴阳交，大汗后而热愈甚，躁疾狂言食更稀，厥利无脉，灸而不至者肾殆。唇青舌卷，耳聋囊缩者肝离。赤斑黑斑，救五而救一；寻衣撮空，两感者何疑。凡诸汗证，仍当备言：只在头面不遍身，鼻衄不止；口噤肉战多喘促，如油汗圆。当汗无汗，麻黄数剂不能通，尤嫌脉躁；汗后呕吐，水药不入证反剧，言乱目眩。湿家大汗必成痓，风湿与胆皆谵言。犯湿温，则身青面变，耳聋不语名重暍；发少阴，必九窍出血，下厥上竭奚能痊。动气脉迟弱皆忌，风湿和中湿不堪。其诸下利，尤宜细参：热厥利而汗难止，冷厥利而躁不眠，少阴阳明合病，脉弦者负；少阴吐泻无脉，拳厥躁烦。谵语直视而喘满，下利频数而脉坚。脏结者脐痛引阴，白苔下利；除中则厥逆而利，反能食焉。误下湿家之头汗，溲难便利喘加添。体如熏而摇头直视，心神已绝；唇吻青而四肢多汗，肝气不全。肾绝者，直视狂言而遗溺反目；肺绝者，喘无休歇而汗润发颠。虚汗发黄环口黑，非脾经之吉兆；孤阳偏胜脉暴出，知阴绝之在先。此伤寒之逆候，勿侥幸以图全。

伤寒治例 五八

汗散类

温散诸方

麻黄汤_{散一} 大温 凡太阳阳明伤寒而阴邪甚者宜此。

桂枝汤_{散九} 大温 凡太阳中风兼寒有汗者宜此。

麻桂饮_{新散七} 大温 凡伤寒初感，邪盛气实者，无论诸经四季，先宜用此。

二柴胡饮_{新散二} 微温 凡邪感三阳，及三阳并病，寒胜者宜此主之。三阴初感者亦可用。

葛根汤_{散二九} 大温 治冬月太阳经伤寒，项背强，无汗恶风者宜此。

五积散_{散三九} 微温 凡感寒邪而阴胜于阳，外有表证，内有呕吐腹痛及寒湿客于经络，筋骨酸疼等证宜此。

十神汤_{散四十} 微温 凡时气、风寒、瘟疫，发热憎寒，头疼咳嗽无汗，当温散者宜此。

麻黄附子细辛汤_{散三} 大温 少阴伤寒，脉沉发热者宜此。

小青龙汤_{散八} 大温 凡伤寒阴胜，表邪不解，及心下有水气，呕哕，咳嗽，发热，小腹满者宜此。

消风百解散_{散四六} 微温 凡四时伤寒，头疼发热，及风寒咳嗽，鼻塞声重者宜此。

柴胡桂枝干姜汤_{散百十四} 微温 伤寒汗下后，但头汗出，寒热往来，邪不解者宜此。

桂枝加黄芪汤_{散十} 大温 黄疸脉浮，当以汗解者宜此。

凉散诸方

一柴胡饮_{新散一} 微凉 凡六经初感，内外俱有热者宜此。

小柴胡汤_{散十九} 微凉 凡邪在少阳，及三阳并病，但属半表半里，往来寒热兼呕者宜此。

九味羌活汤_{散四四} 微凉 凡四时不正之气，风寒感冒，憎寒壮热，头疼身痛者宜此。

柴葛解肌汤_{散三一} 微凉 凡足阳明证，发热脉洪者宜此。

升麻葛根汤_{散三十} 微凉 阳明证具及小儿疫疠疮疹等证宜此。

归葛饮_{新散十三} 次凉 凡阳明温暑，大热大渴，津枯不能作汗者宜此。

六神通解散_{寒十五} 大凉 凡发热头痛，脉洪无汗，三阳伏火而表邪不解者宜此。

柴胡白虎煎_{新散十二} 大寒 凡温病热极，表里不解者宜此。

柴平汤_{和二三三} 微凉 凡温疟身痛，手足沉重，寒热者宜此。

柴芩煎_{新散十} 大凉 凡表邪未解，内外俱热，泄泻不止者宜此。

大青龙汤_{散七} 微寒 凡太阳中风，发热无汗而躁烦者宜此。

升麻汤_{散百十三} 大寒 凡无汗而喘，烦渴发斑者宜此。

四逆散散二八　微凉　凡阳邪亢极，四肢厥逆者宜此。

平散诸方

三柴胡饮新散三　凡肝脾阴虚血少而偶感风寒者宜此。

正柴胡饮新散六　凡气血本无亏损而感冒寒邪者宜此。

柴陈煎新散九　凡感冒风寒，发热而兼咳嗽呕恶者宜此。

参苏饮散三四　凡四时感冒伤寒，头疼发热无汗，及咳嗽声重、往来潮热者宜此。

败毒散散三六　凡四时瘟疫、寒热，身体疼痛及烟瘴之气，或处卑湿脚气者宜此。

升阳散火汤散四一　凡胃虚血虚，因寒邪冷物抑遏阳气以致发热者，宜此发之。

加减小柴胡汤散二二　凡少阳经寒热往来，脉弦腹痛者宜此。

兼补兼散诸方

补中益气汤补三一　凡劳倦伤脾，中气不足，以致外感发热者宜此。

补阴益气煎新补十六　凡邪陷阴中，阴虚不能作汗，身热不退，或往来寒热者宜此。

三柴胡饮新散三　凡肝脾血分微虚而感外邪者宜此。

四柴胡饮新散四　凡脾肺气虚或劳倦感寒发热者宜此。

五柴胡饮新散五　凡脾肾血气不足而感外邪发热者宜此。

理阴煎新热三　大温　凡真阴不足，或因劳倦感寒，阴虚假热，寒邪不解者，速宜用此。

大温中饮新散八　大温　凡中气虚寒感邪，发热无汗，表不能解者，速宜用此。

调中益气汤补三一　凡风寒湿热所伤，食少体重者宜此。

温中和中类

大温兼补诸方

人参理中汤热一　大温　治太阴即病自利，阴寒腹痛呕吐，中气虚寒，胀满厥逆，疟痢等证。

四逆汤热十四　大温　治伤寒阴证，自利脉沉，身痛而厥。

胃关煎新热九　大温　凡脾肾虚寒，泻利不止者宜此。

桂枝人参汤散十三　大温　伤寒表里不解，协热下利者宜此。

白通汤热一四五　大热　少阴下利者宜此。

桃花汤热一四七　微温　少阴下利脓血者宜此。

真武汤热一四二　大温　少阴伤寒腹痛，或呕或利者宜此。

回阳返本汤热四五　大温　伤寒阴盛格阳，阴极发躁，脉弱无力者宜此。

四味回阳饮新热一　大温　阳脱气虚者宜此。

暖肝煎新热十五　大温　凡肝肾阴寒，小腹疼痛者宜此。

吴茱萸汤热一三八　大热　呕而胸满，吐涎头痛者宜此。

当归四逆汤热二十　微温　伤寒厥逆脉细，下利肠鸣者宜此。

茯苓甘草汤热七五　大温　水停心下，作悸作利者宜此。

甘草附子汤热三一　大热　风湿相搏者宜此。

桂枝附子汤热二九　大热　风湿相搏，筋骨疼痛者宜此。

干姜附子汤热三四　大热　瘴毒阴证，厥逆呕吐，自利汗出者宜此。

华佗救脱阳方_{热四六}　治阴寒直中三阴证。

微温和中诸方

二陈汤_{和一}　微温　凡风寒咳嗽，痰饮呕恶，脾胃不和者宜此。

六君子汤_{补五}　微温　凡脾胃虚弱，或久患疟痢，或呕吐吞酸者宜此。

金水六君煎_{新和一}　微温　凡阴虚受寒，咳呕喘促，吞酸痞满等证宜此。

平胃散_{和十七}　微温　凡寒伤脾胃，心腹胀满，呕恶不思饮食，身体疼痛泻利者宜此。

藿香正气散_{和二十}　微温　凡外感风寒，内停饮食，头疼寒热，吐泻胀满者宜此。

乌梅丸_{和三二三}　微温　吐蛔、蛔厥者宜此。

清理类

清火诸方

抽薪饮_{新寒三}　大寒　凡热邪内蓄之甚者宜此。

徙薪饮_{新寒四}　次寒　凡热邪内蓄，将甚未甚者宜此。

黄连解毒汤_{寒一}　大寒　凡热邪内盛，烦躁狂斑，口渴舌焦，喘满脉洪热甚者宜此。

白虎汤_{寒二}　大寒　凡脉洪大渴，阳明热甚，或中暑虚烦等证宜此。

人参白虎汤_{寒三}　大凉　凡赤斑口燥，烦躁暑热，脉洪大

伤寒典

出者宜此。

华佗救脱阳方 热四六　治阴寒直中三阴证。

微温和中诸方

二陈汤 和一　微温　凡风寒咳嗽，痰饮呕恶，脾胃不和者宜此。

六君子汤 补五　微温　凡脾胃虚弱，或久患疟痢，或呕吐吞酸者宜此。

金水六君煎 新和一　微温　凡阴虚受寒，咳呕喘促，吞酸痞满等证宜此。

平胃散 和十七　微温　凡寒伤脾胃，心腹胀满，呕恶不思饮食，身体疼痛泻利者宜此。

藿香正气散 和二十　微温　凡外感风寒，内停饮食，头疼寒热，吐泻胀满者宜此。

乌梅丸 和三二三　微温　吐蛔、蛔厥者宜此。

清理类

清火诸方

抽薪饮 新寒三　大寒　凡热邪内蓄之甚者宜此。

徙薪饮 新寒四　次寒　凡热邪内蓄，将甚未甚者宜此。

黄连解毒汤 寒一　大寒　凡热邪内盛，烦躁狂斑，口渴舌焦，喘满脉洪热甚者宜此。

白虎汤 寒二　大寒　凡脉洪大渴，阳明热甚，或中暑虚烦等证宜此。

人参白虎汤 寒三　大凉　凡赤斑口燥，烦躁暑热，脉洪大

浮虚者宜此。

三黄石膏汤_{寒十一} 大寒 凡疫瘟大热而躁者宜此。

一六甘露散_{新寒十五} 大寒 阳明实热，烦躁斑黄等证宜此。

益元散_{寒百十二} 次寒 凡中暑身热烦渴，小水不利者宜此。

玉女煎_{新寒十二} 大寒 凡阴虚水亏，阳明火盛，烦渴内热者宜此。

阳毒升麻汤_{散百六} 大凉 凡阳毒赤斑，狂言失血者宜此。

竹叶石膏汤_{寒五} 微寒 阳明汗多而渴，鼻衄喜水，暑热烦躁者宜此。

桂苓甘露饮_{寒八} 微寒 凡伏暑发热烦躁，水道不利者宜此。

黄芩清肺饮_{寒三八} 次寒 肺热小水不利，或便血者宜此。

大连翘饮_{寒七八} 次寒 凡风热热毒，大小便不利，及疮毒丹瘤等证宜此。

普济消毒饮_{寒十三} 大寒 凡疫疠大行，憎寒壮热，头肿目闭，喘渴，咽喉不利，俗名大头瘟、热毒等证宜此。

栀子柏皮汤_{寒二三} 大寒 伤寒身黄，内外俱热者宜此。

白头翁汤_{寒一八四} 大寒 治伤寒热利。

玄参升麻汤_{外四八} 次寒 瘟疫颊腮肿痛，发斑、咽痛者宜此。

小陷胸汤_{寒十六} 微凉 凡小结胸热邪胀满者宜此。

八正散_{寒百十五} 大寒 凡心经蕴热，脏腑秘结，小便赤涩、血淋等证宜此。

解瘟疫热毒法_{寒二四}

清血清便滋阴诸方

犀角地黄汤_{寒七九} 微凉　凡热入血分，吐衄斑黄，及血热血燥，不能作汗，表不解者宜此。

二阴煎_{新补十} 大凉　心经有热，狂笑、烦热、失血者宜此。

加减一阴煎_{新补九} 大凉　凡水亏火盛，烦热动血者宜此。

五苓散_{和一八二} 微温　凡暑热霍乱泄泻，小水不利，湿肿胀满者宜此。

导赤散_{寒一二二} 微凉　心火小肠热秘，小水不利者宜此。

大分清饮_{新寒五} 微寒　凡积热闭结，小水不通、热泻等证宜此。

小分清饮_{新和十} 性平　凡小水不利，湿滞肿胀，泄泻者宜此。

猪苓汤_{和一八八} 微凉　伤寒下后，发热，小便不利者宜此。

清胃诸方

大和中饮_{新和七} 性平　凡邪结胃脘，气逆食滞者宜此。

小和中饮_{新和八} 性平　胸膈胀满，呕恶气滞者宜此。

小半夏茯苓汤_{和九} 微温　膈间有水，呕吐，心下痞者宜此。

半夏泻心汤_{寒二八} 微凉　呕而肠鸣，心下痞者宜此。

吐涌类

独圣散_{攻百六} 凡邪实上焦及痰涎积蓄者宜此。

茶调散_{攻百七}　治同前。

吐剂_{新攻一}　此有二法，便而且易，可随宜用之。

栀子豉汤_{寒二十}　伤寒烦热懊憹，当吐者宜此。

攻下类

峻下诸方

大承气汤_{攻一}　凡阳明、太阴伤寒，及各经实热内结者宜此。

小承气汤_{攻二}　凡病在太阴，无表证，潮热脉实，狂言腹胀者宜此。

调胃承气汤_{攻三}　凡太阳、阳明，不恶寒，反恶热、潮热，邪入腑者宜此。

桃仁承气汤_{攻四}　凡伤寒蓄血证，小腹急痛，大便不通而黑者宜此。

大柴胡汤_{攻七}　凡伤寒表证未除，里证又急，当汗下兼行者宜此。

大陷胸汤_{攻九}　凡结胸胀痛连腹，手足不可近者宜此。

六一顺气汤_{攻八}　凡伤寒热邪传里，便实口燥，狂斑潮热，腹胀硬痛等证，宜用此以代三承气汤。

凉膈散_{攻十九}　凡三焦六经火邪内结不通者宜此。

百顺丸_{新攻六}　凡三焦热秘，邪不解者宜此。

茵陈蒿汤_{攻三一}　谷疸，发热身黄，便结者宜此。

罨结胸法_{新因三十}

攻补兼用诸方

黄龙汤_{攻二}　凡伤寒热邪传里，当下而气血兼虚者宜此。

玉烛散_{攻二四}　凡血虚有滞而热邪传里、腹胀作痛者宜此。

培补类

峻补诸方

大补元煎_{新补一}　凡元气大虚者，虽有寒邪，亦不可攻，必单培根本，正复邪将自散，或真寒假热等证皆宜用此。

大营煎_{新补十四}　此大补元煎之次者也，酌宜用之。

三阴煎_{新补十一}　凡三阴不足及风疟多汗，而正气不复、寒热不止者宜此。

六味回阳饮_{新热二}　凡阴阳大虚，元气将脱者，非此不可。

八珍汤_{补十九}　气血两虚者宜此。

十全大补汤_{补二十}　凡气血两虚，恶寒发热，倦卧眩晕，自汗诸虚者宜此。

大建中汤_{补二三}　凡中气不足，厥逆呕吐，虚斑虚火，筋骨疼痛等证宜此。

独参汤_{补三五}　凡气虚气脱，畏闻诸药气味及反胃呕吐垂危者，惟此为宜。

参附汤_{补三七}　凡真阳不足，喘呕呃逆，腹痛厥冷气短者宜此。

参归汤_{补三八}　凡心虚、血虚、盗汗等证宜此。

补阴诸方

一阴煎_{新补八}　凡肾水真阴不足而虚火为邪者宜此。

小营煎新补十五　凡血少阴虚而无火者宜此。

左归饮新补二　凡命门真阴亏损，虽有寒邪不可攻者宜此。

右归饮新补三　凡命门阳衰，或阴盛格阳，感邪不可攻者宜此。

四物汤补八　凡阴虚营弱，病在血分者宜此。

生脉散补五六　凡热伤元气，口渴气短，烦躁倦怠汗出者宜此。

六味地黄丸补百二十　阴虚水亏发热等证宜此。

崔氏八味丸补一二一　凡阴盛格阳，火不归源及真阳虚败等证宜此。

补中诸方

四君子汤补一　凡脾胃虚弱，食少体瘦，疟痢劳倦等证宜此。

五君子煎新热六　凡脾胃气分虚弱而微寒当温者宜此。

五味异功散补四　凡脾胃虚寒饮食少思，气逆腹满者宜此。

五福饮新补六　凡五脏气血俱虚者宜此为主。

温胃饮新热五　凡中寒呕吐吞酸者宜此。

养中煎新热四　凡中气虚寒，为呕为泻者宜此。

归脾汤补三二　凡脾虚健忘怔忡，少食困倦，疟痢等证宜此。

参苓白术散补五四　凡脾胃虚弱，吐泻食少等证宜此。

参术汤补四十　凡气虚颤掉，泄泻呕吐者宜此。